はじめに――自律神経のなかで最も大切な神経がある

心と体をつねに疲弊《ひへい》させるストレス社会。そして、大量の情報にさらされるデジタル社会。

そんな現代社会を全速力で走ってきたわたしたちに、新型コロナウイルス感染症のパンデミック、戦争や気候変動など、自分ではコントロールできない状況が次々と襲《おそ》いかかってきました。

仕事、生活、そして将来は……。先の見えない不安は、さらなる負荷となってわたしたちの心と体を確実に蝕《むしば》んでいきます。

わたしは、30年以上にわたり自律神経について研究してきましたが、今ほど、自律神経を整えることが求められている時代はありません。

生命活動の根幹である呼吸、血管、心拍、筋肉、臓器などのはたらきを無意識にコントロールしている自律神経は「交感神経系」（以下、交感神経）と「副交感神経系」（以下、副交感神経）という、自動車でいうアクセルとブレーキのように正反対のはたらきを持った2つの神経で構成されています。

この2つの神経はどちらも、わたしたちが生きていく上で必要不可欠なものです。

「自律神経を整えるためにはどうすれば良いか」と、いろいろな人に訊《たず》ねられます。自律神経のバランスが良い状態とは、**交感神経と副交感神経の機能がどちらも高く、そして、釣《つ》り合いがとれていること**です。

ところが、ストレスのボリュームが膨《ふく》らんだ現代社会では、この自律神経のバランスが大きく崩れています。とりわけ、交感神経が過剰に優位に傾いている人が急増しています。これは、アクセル全開で駆け抜けようとしている状態といえます。

このような時代で、心も体も健《すこ》やかに過ごすために有効な手立てが、**迷走神経《めいそうしんけい》を活性化させること**です。

迷走神経は自律神経のなかでも、副交感神経を支配している重要な神経です。

迷走神経がしっかりはたらくと、ブレーキがほど良くきいているように副交感神経の機能が高まって、体は安らぎ、心は安定していきます。

そして、交感神経の高ぶりをおさえて、自律神経のバランスが平衡を保つようになります。

迷走神経は、脳からはじまり、さまざまな臓器をめぐっている体のなかでもっとも大きな神経。その重要なはたらきは**脳からの指令を臓器に伝え、内臓の状態を脳に伝えること**。言わば、脳と臓器の「直通回線」です。

人の心臓や腸、肺などの臓器は、脳と双方向のコミュニケーションをとりながら、わたしたちの心や体の状態を「最適」な状態に保つようにしています。

つまり、迷走神経をうまくはたらかせるためには、脳と臓器を結ぶ直通回線に、より良い情報を行き来させることです。

本書では、迷走神経と腸、呼吸、睡眠、生活習慣、ストレスとのかかわりから、

「なぜ、今迷走神経に頼ることが必要なのか」

「迷走神経をはたらかせると、どのような効果があるのか」

「迷走神経が整うためにはどうすれば良いのか」

をまとめています。

心と体を乱すさまざまなものに囲まれているわたしたちが、自律神経の微妙なバランスを整えるためには、迷走神経を意識することがたいへん重要です。

これによって豊かな人生を手に入れることができると信じています。

自律神経のなかで最も大切な迷走神経の整え方

目次

第1章

自律神経を整える切り札「迷走神経」のはたらき

第2章 迷走神経を整える腸活

第3章

迷走神経を整える呼吸法

第4章

迷走神経を整える睡眠

第5章
迷走神経を整える生活習慣

第6章 迷走するストレスとの付き合い方

装丁　河南祐介（FANTAGRAPH）
本文・図版デザイン　二神さやか
イラスト　しゅんぶん
編集協力　山内太
校正　大江多加代
DTP　株式会社キャップス

第1章

自律神経を整える切り札「迷走神経」のはたらき

人間が古代に身につけた心身の防衛システム

「迷走神経」という言葉を耳にしたことがあるでしょうか。

迷走神経は、自律神経の一つです。もっと言えば、自律神経のなかでも副交感神経のはたらきを持つ神経です。

じつは迷走神経は、わたしたちにとって身近な存在であり、現代社会を生きる上でとても重要な神経です。

迷走神経と言えば、21年春から接種がはじまった新型コロナウイルスワクチンの副反応の一つとして、ワクチンを接種したあとに気を失う「血管迷走神経反《けっかんめいそうしんけいはん》射《しゃ》」が話題になりました。

血管迷走神経反射は、注射の痛みや強い恐怖により血圧が低下、脈も遅くなり脳への血流が滞《とどこお》ってしまうことで起こります。10代の女性に多い症状ですが、転倒によるケガに気をつけていれば、健康上に大きな問題はなく、後遺症もありません。頭を低くして安静にしていればすぐに回復します。

もっと言うと、血管迷走神経反射は「起立性《きりつせい》調節《ちょうせつ》障害《しょうがい》」の変形版です。

学校の朝礼のときに、具合が悪くなって、立っていられなくなってしまう生徒がいたでしょう。これまでは、たんなる「貧血」と片づけられていたものですが、実際には起立性調節障害の症状です。

起立性調節障害には「朝起きられない」「めまい」「頭痛」「腹痛」「食欲不振」などの症状もあります。まわりからやる気がないと思われてしまったり、仮病を使っていると勘違いされたりと、誤解を受けやすいです。

子どもから大人へと成長していく過程には、受験、進学、クラス替え、友人関係など不安やストレスが少なくありません。しかし、多感な時期には、そのような不安やストレスを受け流したり、気持ちを切り替えたりするなどの「防衛術」を身につけていません。

これは大人になってからでも同じことが言えます。

現代に生きるわたしたちは、つらい症状を我慢し、不安やストレスを胸に抱えながら、それでも弱音を吐かずにがんばることが美徳だとされています。

起立性調節障害の症状は、自律神経が乱れているサインです。心と体に限界を感じてみずから警鐘《けいしょう》を鳴らしているのです。

抱えきれないストレスやどうしようもない不安が目の前に現れたとき、自律神経が大きく乱れます。このとき、体に備わっている心身の防衛システムの一つとして迷走神経が強くはたらき、まるでスイッチを切るように活動に「ストップ」をかけます。

自律神経が「整う」とは、どんな状態か？

内臓や血液の機能をコントロールする自律神経には、交感神経と副交感神経があります。自動車にたとえると、アクセルが交感神経で、ブレーキが副交感神経と考えるとわかりやすいでしょう。

交感神経は「昼の神経」と呼ばれ、アクセルを踏み込むと車が加速するように体や心を緊張させて動きを活発にさせます。

一方、心身にリラックスをもたらす「夜の神経」と呼ばれているのが副交感神経です。副交感神経が優位になると、ブレーキを踏むことで車がゆっくり停車するように心や体を落ちつかせます。

これらの神経からなる自律神経が、人間の生命活動を支えています。

たとえば、わたしたちが意識するのとは関係なく心臓や腸ははたらいています。特別なアクションを起こさなくても血液は全身をめぐっていきます。

そこに、わたしたちの意志はありません。自律神経は無意識のうちにすべての臓器を24時間コントロールして、血圧や体温、呼吸の調整をしています。

最近では「自律神経を整える」というフレーズをよく耳にするようになりました。

では、自律神経が「整う」とはどんな状態でしょう。

活動的になる交感神経と、リラックスできる副交感神経。この相反する神経がきれいにスイッチングすることだ、と考えてしまいがちです。

交感神経がはたらいている昼間は、副交感神経をシャットダウンさせ、夜は交感神経のはたらきをゼロにすることが、自律神経が整うことだと思っている人も少なくありません。

しかし、実際はそうではありません。

心と体が良い状態で機能するには、**交感神経と副交感神経がどちらも高いレベルではたらいていること**が重要です。

活動的なときには「交感神経がやや優位」、リックスしているときは「副交感神経がやや優位」というように、とても微妙なバランスで保たれる必要があるのです。

この**「やや優位」**というのがポイントです。

あきらかに一方に大きく偏《かたよ》ってしまってはいけません。車を運転していても、アクセルとブレーキの両方がしっかり機能していなければ危なくてしかたがないでしょう。交感神経と副交感神経がどちらも高いレベルでドライブしている状態を保つことができて、はじめて「自律神経が整っている」と言えます。

もっとわかりやすく言えば、シーソーは、同じ体重の人が乗れば平行な状態を維持します。ところが、片方に体重の重い人が乗れば、たちまち均衡《きんこう》が崩れて、大きく傾きピクリとも動かないでしょう。

自律神経のバランスで理想なのは、**交感神経と副交感神経がどちらも高いレベルではたらいていながら、どちらかが「やや優位」の状態でつねに釣り合っていること**です。

ぜひ、本書を読み進めていく上でも、自律神経のシーソーを心にイメージしてみてください。

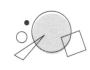

交感神経のはたらき、副交感神経のはたらき

「昼の神経」と「夜の神経」と呼ばれているくらいですから、交感神経と副交感神経は真逆のはたらきをします。

たとえば、交感神経が優位になると、

◎呼吸が荒くなる
◎心拍数を上げる
◎瞳孔《どうこう》を拡大させる
◎唾液《だえき》をおさえる
◎発汗をうながす
◎消化吸収のはたらきをおさえる

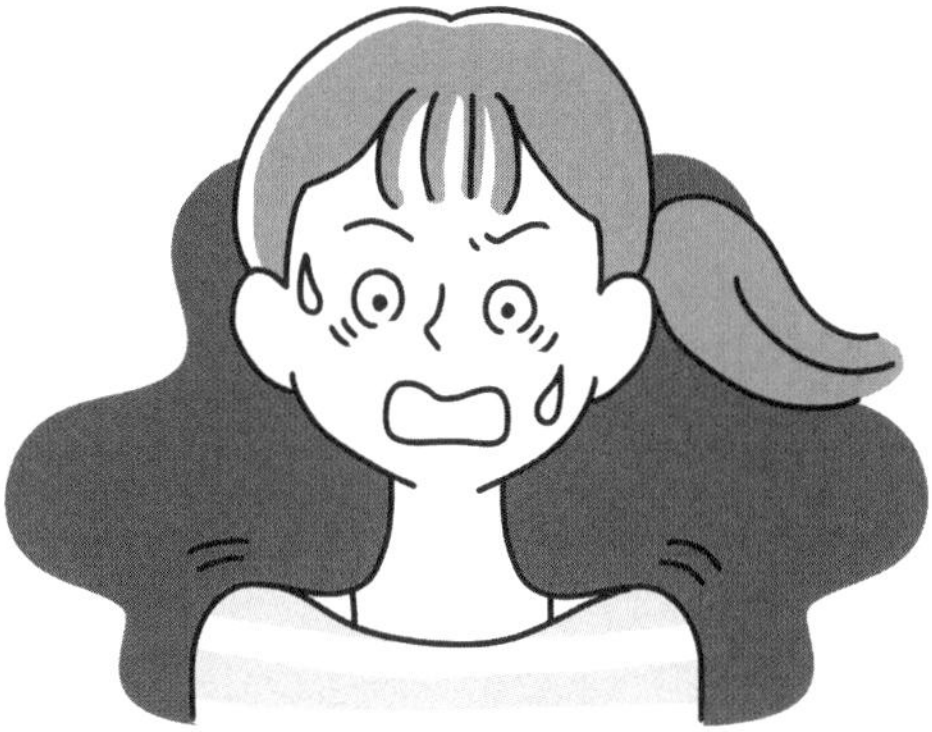

交感神経が優位のとき

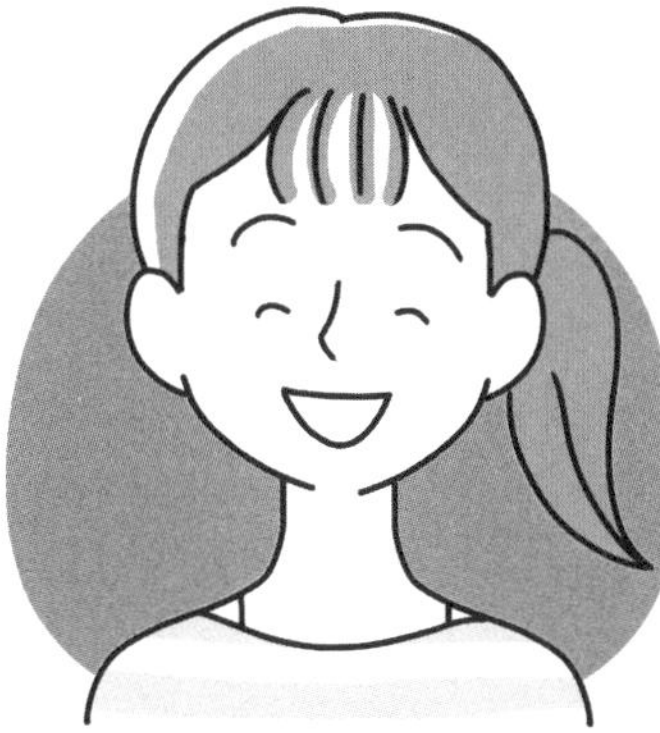

副交感神経が優位のとき

◎排尿や排便をおさえる

といった生体反応を起こします。
また、「興奮する」「緊張する」といった精神状態も交感神経によるものです。
一方で、ブレーキのはたらきを持つ副交感神経が優位になると、

◎呼吸が深くなる
◎心拍数をおさえる
◎瞳孔を縮小させる
◎唾液をうながす
◎発汗をおさえる
◎消化吸収をうながす
◎排尿や排便を促進する

このほか、「落ちつく」「リラックスさせる」などのはたらきかけをします。

自律神経のバランスが乱れると、心身に何が起こるのか？

相反するはたらきを持つ交感神経と副交感神経が、「やや優位」という微妙な状態で保たれていたバランスを崩してしまうと、いったいどんなことが起こるのでしょうか。

自律神経は**呼吸、内臓のはたらき、血流、代謝、免疫などの生命維持機能をコントロールする神経**です。24時間365日休むことなく、わたしたちの体を縁の下から支えているライフラインでもあります。

そんなライフラインが滞ると、まず全身の血流に大きく影響します。

心臓というポンプが血液を全身に送り出していますが、じつは血管そのものにもポンプのようなはたらきがあることはあまり知られていません。

血管は、交感神経が優位になると収縮し、副交感神経が優位のときは拡張します。この収縮と拡張が交互に行なわれることで血液の流れをコントロールしています。

自律神経のバランスが乱れて、交感神経が過剰に優位になったり、逆に副交感神経が強くはたらいたりする状態が続くと、ポンプとしての血管のはたらきが弱まり、血液の流れがよどんでしまいます。さらには心臓の負担も大きくなってしまうのです。

栄養や酸素を体のすみずみまで運んでくれる血液。その血液の流れが滞ると、脳や内臓にまでダメージがおよびます。「眠れない」「疲れがとれない」「頭が痛い」「便秘」といった体の不調はもとより、なんとなく「気分が沈む」「気力が出ない」などの心の不調も招いてしまうでしょう。

不調だけでなく、さまざまな病気も引き起こします。

わたしたちの体は、約37兆個の細胞の集合体です。その細胞一つ一つに十分な栄養と酸素が届かなくなるわけですから、細胞の機能が弱くなり免疫力も低下。風邪や感染症にかかりやすくなります。

自律神経のバランスの乱れは万病のもと。まさに命をおびやかす病気の入口だと考えても良いでしょう。

わたしたちは自律神経が乱れやすい社会に生きている

ここまで、自律神経の微妙なバランスを保つことの重要性をお伝えしましたが、残念ながらこのバランスはいともかんたんに乱れてしまうものです。

もっと言えば、**「自律神経はつねに乱れるもの」**と思っていたほうが良いでしょう。シーソーで言うならば、いつも釣り合っているほうが難しいということです。

いくつか例をあげてみましょう。

雨の日は気分が滅入ります。じつはこのとき、気持ちだけでなく自律神経もしっかり乱れています。低気圧の影響により交感神経と副交感神経のはたらきも低下します。

朝、出かける準備をしているときにバタバタすれば、交感神経がたちまち過剰にはたらきます。着ていく洋服をあれこれ迷っているときも、自律神経は大きく乱れています。

通勤電車の混雑時にも同じことが言えます。見知らぬ人に体をぶつけられて、相手が謝《あやま》りもせずにそのまま行ってしまったら、気持ちが乱れないわけがありません。その影響はしばらく続きます。

仕事でミスをしたときや苦手な上司を前にしているときはもちろん、「最悪！」などの言葉を吐《は》いたり、愚痴《ぐち》を言ったりすることでも、たちまち自律神経のシーソーは大きく傾きます。

感情のなかでも「怒り」は、迷走神経をはじめとする副交感神経にとっては良いことがありません。

極端な例ですが、激しく怒鳴《どな》ったあとにいきなりバタッと倒れることがあります。交感神経が極端に優位になり、血管がギュッと締まって血流が一瞬途絶えてしまった結果、脳に血液がうまく回らなくなって倒れてしまうのです。

このように、「ストレス」は交感神経のスイッチをオンにしてフル回転させます。天候、生活リズム、気分や不安や焦《あせ》りといった感情、環境の変化などで自律神経のバランスはたちまち崩れてしまいます。

つまり、ストレスまみれの現代社会を生きるわたしたちは、副交感神経の「迷走神経」を整える術を身につけていないまま、交感神経が優位になりすぎているというわけです。

迷走神経を整えるストレスとの付き合い方は、第6章で詳しくお伝えします。

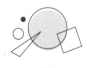

日常に潜む迷走神経を乱すワナ

いともかんたんに乱れてしまう自律神経ですが、わたしたちは古くから睡眠などの休息をとったり、リラックスした時間を過ごしたり、心地よい景色や音楽、香りなどに触れたりして、副交感神経（迷走神経）を整えるようにしてきました。

詳しくは第2章以降でお伝えしていきますが、知らず知らずのうちに、迷走神経を整える行動をとっていたかもしれません。

ところが、現代社会には迷走神経を乱れさせる「ワナ」がたくさん仕掛けられています。

その一つが**デジタル化**です。デジタル社会は、世の中に利便性をもたらしましたが、これまでとは違うストレスを生み出しました。

たとえば、24時間365日、つねに人との「つながり」ができるようになりました。**わたしたちのストレスの9割は人との関係に生じるもの**と言われています。

つねに「つながり」があるということは、人との関係から「逃げ場がない」ということでもあります。

そういった意味で「SNS」は、自己顕示欲《けんじよく》や承認欲求を満たしてくれる反面、他人がどこに行ったのか、何を食べたのか、誰と一緒にいるのかなどの情報を目にして、引け目を感じたり、コンプレックスを生み出します。言うまでもなくこれらは強いストレスとなります。

仕事においても同じことが言えるでしょう。いつでもどこでも仕事ができるようになりました。

上司や取引先、同僚の目を気にして残業してしまうことも珍しくありません。仕事のメールが家に帰ってからも送られてきて、すぐに対処しなければいけない場合もあるでしょう。

つねに緊張状態にあるなか、パソコンと長時間向き合うデスクワークも迷走神経を乱れさせる原因の一つです。

家に帰ってもスマホが手放せない人も多くいます。ベッドにまで持ち込んで遅くまでにらめっこをしていると、夜になっても交感神経が高ぶり、質の良い睡眠がとれなくなってしまいかねません。

このほか、生活サイクルの乱れ、運動不足、不規則な食事など、迷走神経を乱れさせるワナが現代社会にはたくさん仕掛けられています。

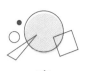

迷走神経の乱れを加速させるもの

そこにコロナ禍が襲いました。

20年春から新型コロナウイルスの感染拡大により、これまで当たり前だった「日常」が「非日常」になったことは言うまでもありません。

新型コロナウイルスは、パンデミックを引き起こして、多くの人の命を奪《うば》いました。さらには、感染を怖がるあまり、感染した人への差別、意見の合わない人への攻撃、分断、自分勝手な振る舞いなど、わたしたちの心を「嫌悪」で満たしたことも記憶に新しいのではないでしょうか。

また、コロナ禍ではいわゆるテレワーク、在宅勤務と呼ばれる働き方も登場しました。通退勤時間を確保しなくて良いというメリットはあるものの、1人で仕事をする孤独感、仕事とプライベートの時間配分の難しさなどもあり、ストレスを感じた人も多くいました。

追い打ちをかけるように22年にはロシアによるウクライナ侵攻という事態が起きました。これまでの「平穏」だった世界に「不穏」な空気が蔓延《まんえん》することとなりました。

加えて、気候変動や物価高、上がらない賃金、老後問題などを取り上げた連日の報道。先の見えない状況に不安を抱いている人は少なくありません。

これまでの常識では考えられないようなことが次々と起こっています。このような意図しない変化は、わたしたちの心を不安にさせます。

人は、**不安になると交感神経が過剰に優位になり、迷走神経をはじめとする副交**

感神経が一切はたらかなくなります。自律神経のシーソーで言えば、片方だけに大きく傾き、ピクリとも動かない状態です。

もう少しわかりやすく説明しましょう。

自律神経のはたらきは、わたしたち人間が古代に身につけた防衛システムということは先にお伝えしました。とくに交感神経は「ファイト」（闘争モード）のときに強くはたらきます。

原始時代の狩猟《しゅりょう》民族だったとして、思いがけず巨大な猛獣に遭遇《そうぐう》したとしましょう。戦わなければ殺されてしまうような状況になると、交感神経が活性化され、戦う力を与えてくれるというわけです。

「闘争モード」と同じように「逃走モード」でも交感神経は力を発揮します。このままでは殺されてしまうと思えば逃げることも必要です。

つまり、生命の危機が訪れたときに刺激を受け、活性化されるのが交感神経です。

もうおわかりでしょう。コロナ禍に、戦争、そしてうんざりするようなニュースの数々。これらはわたしたちの生命の危機感を煽《あお》って、迷走神経のはたらきを阻害しているのです。

「迷走神経」がなぜ副交感神経の主役なのか？

くり返しになりますが、迷走神経のはたらきがおさえられ、交感神経が過剰にはたらいている今、大切なことは自律神経のシーソーのバランスをとること。意図的に迷走神経のはたらきを高めて平衡を保つことが重要です。

自律神経のはたらき度合いを自分でコントロールすることはできません。しかし、自律神経の微妙なバランスが整うようにうながすことは可能です。

その切り札となる手段が、**迷走神経を意識した生活**です。

わたしたちの体は、多くの器官や組織でかたち作られています。神経は、全身に網《あみ》の目のように張りめぐらされて、器官や組織と連絡や調整を行なっています。

迷走神経は、**脳の「延髄《えんずい》」からはじまり、耳や目のまわり、首元を通って心臓や胃や腸など、ほぼすべての内臓に達しています。**

あまりにもいろいろな部位を、あたかも迷って走っているように張りめぐらされていることから、英語では「曖昧《あいまい》」「漠然《ばくぜん》」という意味を持つ「ベーガス」をとって「vagus nerve」と呼ばれています。

そんな複雑に絡《から》み合う迷走神経が、なぜ重要とされているのでしょうか。

それは、脳と内臓の連絡役を担っていることにはじまります。迷走神経は、内臓の状態を脳に伝えて、脳からの指令を内臓に届ける、言わば、**脳と体を結ぶ「直通回線」**なのです。

さらに驚くべきことに、この迷走神経は**副交感神経を支配する力**を持っています。副交感神経の主な担い手として心と体を安息に導《みちび》いてくれる、とても重要な神経とされています。

つまり、迷走神経をしっかりはたらかせることで、過剰に高ぶっている交感神経がおさえられ、自律神経のバランスの均衡が保たれるというわけです。ストレスや不安にも強い心と体を手に入れられると言っても過言ではありません。副交感神経の主役としてはたらいている迷走神経を意識して暮らすことが、現代社会で健康に生きるためのカギとなります。

迷走神経は体の情報伝達を担う高速道路

体の中心を貫《つらぬ》いて張りめぐらされている迷走神経ですが、たしかに、普段はなかなか意識しづらい神経です。

迷走神経は、**体のなかを突き抜ける高速道路**だとイメージをしてみてください。この高速道路がつねに渋滞していたらどうなるでしょうか。そこを通して届けられる「大事な情報」のやりとりが滞ってしまいます。

わたしたちが安心して高速道路を利用できるのも、日々メンテナンスが行なわれているからです。修復がされずに高速道路にところどころ穴が開いていたり、障害物が落ちていたらどうなるでしょうか。

迷走神経に気を配るということは、まさに**脳と内臓との情報のやりとりの「直通回線」をスムーズにすること**であり、メンテナンスをすることでもあるのです。

ちなみに、うつ病の治療法として「迷走神経刺激療法」があります。

首のつけ根（鎖骨《さこつ》の奥）に、迷走神経を刺激する電極を埋め込み、人工的に迷走神経を活性化させて、落ち込んだ感情をやわらげる治療法です。

迷走神経を電気刺激する治療法は、うつ病だけでなく、自己免疫疾患、難治性てんかんの治療にも応用され、今後、治療できる可能性のある病気が出てくることも期待されています。

わたしたちも、日ごろから迷走神経を活性化させるアプローチすることで、副交感神経を「やや優位」にさせて、心と体がリラックスできるように導くことができるのです。

第2章

迷走神経を整える腸活

脳に頼らず、みずから考えてはたらく腸

本章では、腸と迷走神経の関係性から、迷走神経が整う方法をお伝えしていきます。

腸という臓器をたんなる消化器官だと思っている人は少なくありません。

しかし、生物の進化の過程から考えると、腸が先にかたち作られて、次に脳が分化したと考えるのが自然です。脳は腸の副産物だと考えてもおかしくはありません。

わたしは、人生を決めるのは、**腸が9割、脳が1割**と考えています。

その理由の一つに、腸が自分でものを考えたり、状況を把握したりできることがあげられます。

驚くべきことに、**腸は、内臓のなかでも唯一、脳の指令がなくてもはたらくこ**

とができる器官です。たとえば、腐《くさ》った食べ物を食べると下痢をしますね。これは、腸が「腐った食べ物」を感知して、筋肉を伸び縮みさせる「ぜん動運動」を活発にしてすぐに排泄《はいせつ》させるため。脳の指示ではなく、腸の単独の判断で行なわれているはたらきです。

それを可能とするのが、腸の神経細胞ネットワークです。

わたしたちの頭のなかでは、ものを考えたり、記憶したりするときに電気信号や化学信号でやりとりをしています。そのネットワークを作っているのが脳の神経細胞です。

じつは、腸にも約1億個の神経細胞があり、腸管《ちょうかん》（消化管）のまわりを覆《おお》うように「腸管神経系」を作っています。この腸管神経系によって、腸は独自に判断できるのです。

腸と脳の情報伝達のカギを握る迷走神経

腸に不具合が起こると、その「情報」が腸管神経系から迷走神経を通り、肝臓に集結させられて脳へと運ばれていきます。そうして脳から解決のための指令が送られます。このようなネットワークを**「脳《のう》腸《ちょう》相関《そうかん》」**と言います。

強いストレスを感じるとお腹が痛くなることがありますが、これは脳が感じた負荷が、迷走神経を介したネットワークによって腸に伝わることで起こる症状です。

ネットワークと言うくらいですから、もちろん情報伝達は一方通行ではありません。腸で起こっていることは、脳へもきちんと情報が向かいます。

もっともわかりやすいのはトイレに行くことでしょう。便がたまってくると、腸は脳に「トイレに行け」とシグナルを送って便意を感じさせます。

そのほかにも、腸の調子が悪いことで不安を生じさせたり、うつ症状を引き起こしたりもします。これらは「脳腸相関」というネットワークの悪い面かもしれません。

しかし、腸がしっかりはたらいていれば脳の調子も良くなる、逆に脳がスッキリしていれば腸の調子も良くなる。こうして無意識下で連携をとり合って、わたしたちの健康を支えてくれています。

その連携で重要な役割を果たしているのが迷走神経。脳と腸の情報伝達をスムーズにさせるカギを握っているのが迷走神経です。

迷走神経が免疫力維持を支えている

腸は病原菌や異物などの侵入を防いだり、体のなかで悪さをさせないための最後の砦《とりで》でもあります。

腸は体内にありますが、消化管は口から始まり、食道、胃、十二指腸《じゅうにしちょう》、小腸、大腸、肛門まで一つの管でつながる食べ物の通り道。消化管は外界に接しているとも言えます。

つまり、腸は、病原菌やウイルスなどを体内に侵入させてしまう危険につねにさらされているのです。

ここで活躍するのが、**「免疫系」という自己防衛システム**です。目に見えない細菌やウイルスが体内に入ってこないように、免疫細胞がたえず見張っています。

じつは、**体中の免疫細胞の約7割が腸に集中している**のです。

免疫細胞は、腸に送り込まれたものが栄養か、はたまた毒かを判断し、有害とみなしたものを一斉に攻撃して体内に入り込むのを防いでいます。

外敵が来るのをただ待ち構えているだけではありません。血流にのって全身に移動して、体中のいたるところで戦ってくれます。風邪をひいたときに、薬を飲まなくても寝ていればやがて治ってしまうのは、免疫細胞がはたらいているからです。

また、わたしたちの体は、毎日、数千個ものがん細胞が生まれると言われています。小さながんの芽をつみとって、がんを未然に防いでくれているのも免疫細胞のおかげです。

これら免疫細胞は、単体ではたらいているわけではなく、それぞれ連絡を取り合い、役割を分担しています。このような免疫のはたらきにも、迷走神経の情報伝達が深く関わっています。

「脳腸相関」のネットワークを使って、体のどこに危険が迫っているのか、どの細菌やウイルス、がん細胞を攻撃すれば良いかを決めています。

腸の個性を決める腸内細菌の生態系

人それぞれに個性があるように、腸にも個性があります。腸の個性を決めるのは、腸のなかに住みついている１００兆個以上の腸内細菌です。

この腸内細菌が、腸に張りめぐらされた神経細胞を刺激することがわかっています。つまり、**迷走神経がつなぐ腸と脳のネットワークである「脳腸相関」に、腸内細菌の存在が大きく影響している**ということです。

まずは腸内細菌についての理解を深めておきましょう。

500〜1000種類、あるいはそれ以上あると言われる腸内細菌は、口にした食べ物をエサにして、お互いに競《きそ》い合ったり、助け合ったりしながら生態系を作っています。この生態系が、腸のなかでお花畑のように見えるため「腸内フローラ」とも呼ばれています。

人の顔や性格がそれぞれ違うように、腸内フローラも人それぞれ。人種や年齢、普段の食事や生活習慣によって変わっていきます。

この腸内細菌や腸内フローラをふくめた腸内環境は、遺伝的な影響をあまり受けません。**後天的な環境によって決まり、そのほとんどは食生活によって大きく変わります**。腸内環境を良くする食生活については後ほど詳しく説明します。

ここでは、腸内環境の大切さを知ってもらうために、腸内細菌を「善玉菌」と

「悪玉菌」に大きくわけて解説します。

善玉菌は、

◎悪玉菌の増殖をおさえて、腸内環境を整える
◎腸のぜん動運動を促し、排便をスムーズにする
◎免疫力を高めて発がん性物質を分解する

など、健康な生活を営む上で良い影響を与えてくれます。

一方で、悪玉菌は、

◎病気や老化のもとになる毒素や発がん物質を作る
◎腸内環境を悪化させる

など、その名のとおり宿主《やどぬし》に有害なはたらきをします。

また腸内細菌には、日和見《ひよりみ》菌と呼ばれ、優勢なほうに加担して善玉菌と悪玉菌、どちらにもなり得る菌もあります。

これらの分類は、わかりやすいようにしているだけで、たとえば悪玉菌としてよく知られる「大腸菌」は、ビタミンの合成や感染をおさえる良いはたらきにもかかわっています。

まずは、腸内細菌がそれぞれ重要な役割を担っていることを理解しましょう。

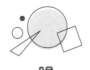

腸内細菌と自律神経の「バランス」という共通点

良い腸内環境は、善玉菌、悪玉菌、日和見菌の絶妙なバランスのもとに成り立っています。それは、**善玉菌2割、悪玉菌1割、日和見菌7割**が理想とされています。

善玉菌が悪玉菌よりも「やや優位」であることがポイントです。

自律神経のバランスでも、交感神経と副交感神経のどちらかが「やや優位」にはたらいている状態が理想だとお伝えしました。わたしたちの健康は、この「やや優位」というバランスの上で成り立っているとも言えます。

善玉菌には、「アシドフィルス菌」や「ビフィズス菌」などが代表的。これらの菌の勢力図が「やや多い」腸内環境であれば、栄養素の吸収がスムーズに行なわれ、きれいな血液が全身をめぐります。

一方、悪玉菌には、「大腸菌」のほかに「ウェルシュ菌」などが知られています。これらの菌が勢力を拡大すると、腸のなかで腐敗《ふはい》物質がどんどん出ている状態になります。下痢や便秘になり大腸に炎症を起こします。

では、腸内細菌を善玉菌にすべて入れ替えれば良いのではないかという話になりますが、それもまた違います。

悪玉菌は、善玉菌が「やや優位」な状態ではそれほど悪さをしません。さらに、悪玉菌がまったくなくなってしまうと、今度は善玉菌の活動が鈍《にぶ》ってしまいます。

これは社会の縮図のようなもの。働きアリの集団でたとえると、一定の割合で

「働かないアリ」が存在することはよく知られています。「働かないアリ」がいるほうが、組織はしっかり機能するものです。

腸のなかでも、悪玉菌がある程度存在していることで、善玉菌がしっかり活躍してくれているのでしょう。

迷走神経の強力な助っ人、幸せホルモン「セロトニン」

こうして腸内細菌のバランスを保って腸内環境が整うと、しだいに迷走神経も整いだします。

その重要な手がかりとなるのが、**神経伝達物質「セロトニン」**。幸せホルモンという名称で聞いたことがある人も多いのではないでしょうか。

セロトニンは、かんたんに言うと、脳を活発にはたらかせる神経伝達物質です。

脳に作用するのだから、セロトニンは脳にあると思われがちですが、じつは、**体**

内にあるセロトニンの約9割は腸にあることがわかっています。

なぜなら、**セロトニンの約9割は腸で作られている**から。ある腸内細菌が、食べ物に含まれる「トリプトファン」という物質を合成して作り出しています。

ちなみに、セロトニン以外にも、快楽物質と呼ばれる「ドーパミン」や神経の興奮をうながす「ノルアドレナリン」など、感情や気持ちとかかわっている物質の多くを作り出しています。

腸内細菌が作り出すセロトニンやドーパミンなどの物質が、迷走神経がかかわる「脳腸相関」において、重要なはたらきをしています。

腸の神経細胞は、腸の状態をつねにチェックして、迷走神経を介したネットワークでやりとりをしていることはお伝えしました。ここで欠かせないのが、セロトニンなどの神経伝達物質です。

腸のなかでセロトニンが豊富に作り出されたら、「幸せホルモンがたくさん作られている」という情報が、腸から脳に届けられます。腸で作られたセロトニンが脳に運ばれて、そこで「幸せホルモン」として分泌されるわけではありません。

トリプトファンを多く含む食品

食品名	成分量（100gあたりmg）
◎大豆製品	
大豆（分離大豆たんぱく）	1200
凍り豆腐	750
湯葉	720
きな粉	550
◎ナッツ類	
かぼちゃの種	510
あまに	410
カシューナッツ	370
ごま	360
◎乳製品	
カゼイン	1100
パルメザンチーズ	590
脱脂粉乳	470
◎魚介類	
かずのこ（乾）	1300
かつお節	960
とびうお（煮干し）	930

※一日摂取量目安：体重1kgあたり約4mg
出典：文部科学省「食品成分データベース」を基に作成。

ビタミンB₆を多く含む食品

食品名	成分量（100gあたりmg）
とうがらし（乾）	3.81
ガーリックパウダー	2.32
にんにく（りん茎）	1.80
バジル（粉）	1.75
こむぎ	1.24
ピスタチオ	1.22
こんにゃく	1.20
まぐろ（赤身）	1.08
バナナ	1.04
牛（レバー）	0.89

※一日摂取量目安：成人で1.1～1.4mg
出典：文部科学省「食品成分データベース」を基に作成。

腸内細菌がセロトニンを順調に作っている情報を伝えられた脳は、過剰な興奮や不安がやわらいでリラックスした状態になり、「幸せだ」「充実している」と感じるようになるということです。

さらにありがたいことに、**セロトニンは自律神経のバランスを調節するはたらきも活性化させてくれます。**

ただ、セロトニンは体内で生成されないため、トリプトファンを食事からとる必要があります。**トリプトファンが豊富に含まれる食品は、大豆・豆製品、乳製品**などです。

さらに合成にはビタミンB_6が必要となります。**ビタミンB_6を豊富に含むのは、とうがらし、にんにく、牛・豚・鶏のレバー、マグロの赤身**などです。

迷走神経を介して伝わっているのは、つねに良い状態の腸の情報であってほしいものです。迷走神経を整えるためにも、セロトニンの分泌をうながす食生活を心がけましょう。

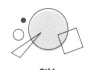

脳を気にするよりも迷走神経を意識した腸活を

ここまでで、迷走神経を整えるためには、腸内環境が整っていることが重要であることはおわかりいただけたでしょう。

しかし、この腸内環境は、いともかんたんに乱れてしまうのがやっかいなところです。「腸内環境の乱れ」と聞けば、偏った食事や不規則な生活などがすぐに思い浮かびます。

これに乗じて、最近では「腸活」という言葉を耳にする機会が増えました。

腸活で大事なことは、**わたしたちにとってはなくてはならない腸内細菌を、ペットのように慈《いつく》しみ大切に育てていくこと**です。

あるいは、ガーデニングで美しい花を咲かせるために手間暇かけるように、お腹のなかにきれいな花が咲くよう、しっかり腸内環境をケアしていく意識がなによりも大切です。

腸は、とても頼りがいのある器官です。

なぜならば、腸は、体全体のことを考えてくれているからです。

腸に張りめぐらされた神経細胞が、自分の体にとって良いか悪いかを判断して、体内に入れてはいけないものをブロックします。かりに必要なものであっても多すぎれば排泄してくれます。**腸がみずから考え、判断してくれる**のです。

それに比べて、脳は身勝手な器官と言われても仕方ありません。体に悪いとわかっていても甘い物を食べすぎてしまうのは、体のことなどお構いなしに「脳が欲している」という理由だけで食欲を生んでしまうから。言うなれば、脳は、あまり体のことを考えていません。

なぜ腸と脳とでは、ここまで違うのでしょうか。

腸内細菌に、そのヒントが隠されていると考えています。

腸内細菌はわたしたちと共生しています。人が腸内細菌がなければ生きていけないように、腸内細菌も宿主である人が死んでしまえば死滅してしまいます。

そこで、腸内細菌が自らの命を守るために、宿主である人が健康を維持できるよう誘導しているのかもしれません。

また、腸には迷いがありません。

腸が満足することは、かんたんに言えば、栄養をしっかり吸収し、ぜん動運動をきちんと行なって便を外に押し出すことです。もっと言えば、ぜん動運動さえきちんとしていれば、善玉菌が「やや優位」になって腸内環境は整っていきます。

腸のぜん動運動は、副交感神経が「やや優位」のときに活発になります。つまり、迷走神経を意識した腸活を行なうことが重要なポイントです。

食べる量は増えているのに便量が減っている理由

腸活の基本はしっかり腸を動かすこと。そこで重要なのが**「食物繊維《しょくもつせんい》」**です。食物繊維と聞くと、お通じを良くする栄養素だと考えるのではないでしょうか。

ちなみに、日本人の一日の便量はどのくらいだと思いますか？

詳しいデータはありませんが、一日に日本人がする便量は約200gと言われています。実際はもっと少なくて、一日80～100gではないかと考えられています。

第2次世界大戦が終わったばかりの調査では、日本人の一日の便量は約300gでした。**今と比べて3倍以上も多かった**のです。

食べる量が減っているわけではありません。むしろ戦後すぐは、みんな飢《う》えていました。現代人のほうが食べる総量は増えているのに、大便の量が減っています。

その理由は、**食物繊維の摂取量が激減しているから**と考えています。現代の日本人は、食物繊維がまったく足りていません。

今、**推奨されている食物繊維の摂取量は女性で一日平均18g以上（男性は21g以上）**です。しかし、実際は、10gくらいしか摂取できていません。

戦前には平均30gの食物繊維を摂取していたと言われています。現代人の便量が3分の1に減ってしまったのは、食物繊維の不足が原因だということがよくわかると思います。

便は、食べ物の残りカスだけではありません。腸内細菌とその死骸《しがい》も多く含まれています。食物繊維が腸内細菌のエサとなり、腸内環境を整えるために欠かせない栄養素であることは、今では多くの人に知られています。

しかし、体には必要のない成分だと思われ、誰からも見向きされない不遇の時代があったのも事実です。

2000年くらいから腸内細菌の研究が進み、とりわけ食物繊維が腸内細菌のエサになることがわかってきたことで、一気に注目が集まりだしました。

迷走神経を活性化させる食物繊維の力

そんな食物繊維は、消化されにくい栄養素としても知られています。たんぱく質や脂質は胃で消化され、小腸で吸収されて、ほとんど大腸までたどり着きません。**食物繊維だけが、しっかり腸内細菌が待ち受ける腸に到達できる**のです。

食物繊維には、水溶性（水に溶けやすい）と不溶性（水に溶けにくい）の2種類があります。

迷走神経を整える腸活におすすめなのは、**水溶性食物繊維を「やや多め」にとること**。水に溶けるとネバネバする性質がある水溶性食物繊維こそが、腸内細菌のエサとなります。

多く含まれているのは海藻ですが、オクラ、モロヘイヤ、なめこなどネバネバ、

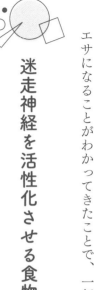

ヌルヌルしたものに多く含まれていると覚えておくと良いでしょう。

一方、不溶性食物繊維は、腸内細菌をもってしても消化されにくいタイプです。バナナ、ごぼう、さつまいも、豆類、玄米などに豊富に含まれています。

腸内細菌のエサにならない不溶性食物繊維ですが、腸のなかで水分を含んで膨らみ、便を大きくすることで腸のぜん動運動を活発にしてくれます。

ただし、どんな食材でも多かれ少なかれ、水溶性と不溶性の食物繊維は含まれているものなのであまり気にしすぎないこと。どちらも食物繊維のパワーで腸のはたらきを良くしてくれます。

腸内細菌のエサとなり、腸をしっかり動かす水溶性食物繊維。迷走神経にはたらきかける重要な栄養素である食物繊維が足りているかどうかは、便の大きさや色でわかります。**便の色は黄色っぽく、バナナ2本くらいの量でほど良い硬さ。**そして**トイレの水に浮けば食物繊維が足りているサイン**です。

お通じをチェックして、毎食なにかしらの水溶性食物繊維を、**「やや多め」**にとることを意識すれば、迷走神経を整える第一歩を踏み出せたと言えるでしょう。

水溶性食物繊維を「やや多め」にとる

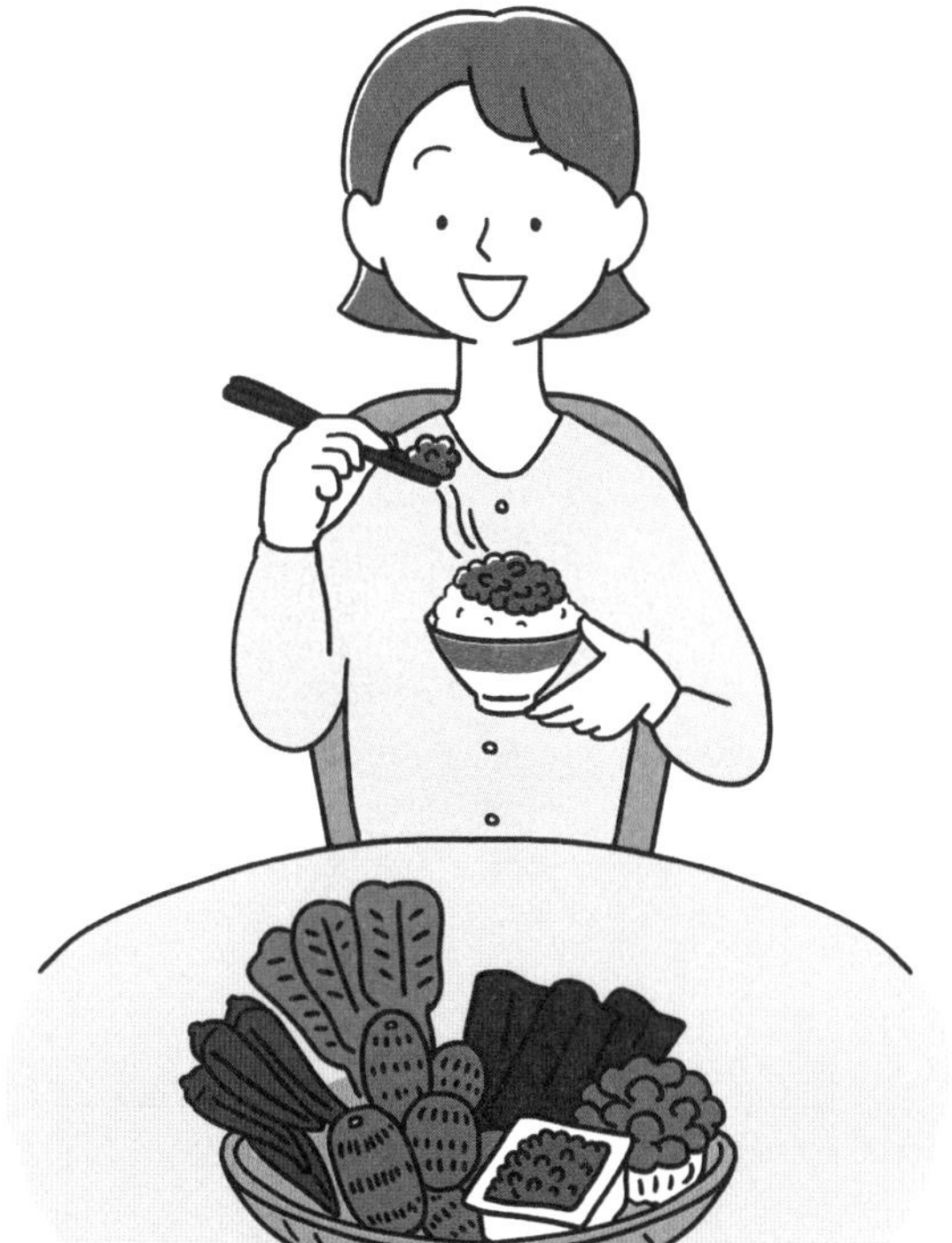

善玉菌の活躍をサポートする食品とは？

腸内細菌のエサである食物繊維をせっせと食べることは重要です。しかし、**食物繊維は善玉菌だけでなく、悪玉菌のエサにもなってしまう**ことは注意しておきたいところです。

実際に、便秘だからとサラダをたくさん食べたところ「ガスがたまってお腹の張りがとれない」というケースも多くあります。

食物繊維が、悪玉菌の活躍をサポートしてしまったわけです。

善玉菌の活躍をサポートし、「やや優位」にするためのカギとなるのが発酵食品です。

発酵食品が腸に良いことはよく知られていますが、腸内細菌のエサになるだけでなく、悪玉菌の勢力拡大を阻止するはたらきが期待できます。

善玉菌の強力な「応援団」だと思ってもらえばわかりやすいかもしれません。どのように応援するか、発酵食品の代表とも言えるヨーグルトで説明してみましょう。

ヨーグルトを食べると、乳酸菌などの菌が腸内に住みつくと思っている人も少なくありません。しかし、それは間違いです。

ヨーグルトに含まれる乳酸菌は、腸を通過するだけ。住みついてはくれません。便と一緒に排出されていくだけです。

しかし、一時的に訪れる「応援団」としての役割はとても大きいものがあります。乳酸菌が腸を通過するときに、**腸内細菌のエサはもとより、さまざまな物質を作って悪玉菌が住みにくい環境にしたり、なかには腸内の善玉菌のメンバーとなってはたらいてくれたりします。**

ただし、腸内細菌に個性があるように、ヨーグルトの製品ごとに入っている乳酸菌にも違いがあります。自分の腸にあった銘柄《めいがら》を見つけるには、**2週間から1カ月間などと区切っていろいろ試してみること。**お腹の状態にもっとも合いそうな銘柄を知っておくことも大切です。

ヨーグルトだけにこだわらないで、いろいろな種類の発酵食品を試してみても良いでしょう。同じ乳酸菌をとりすぎると「いつもの応援団が来た」と慣れてしまうのか、善玉菌が増えないデータもあるようです。

一度にたくさん食べるよりも、毎日少しずつ、食物繊維と一緒にとること。腸活の重要なポイントです。

この刺激を与えると、腸も迷走神経も動きだす

腸内細菌のはたらきのほかにも、不思議な腸の性質を知っておきましょう。

腸は、なにかしらの刺激があると、それまで動いていなかったのに突然、ぜん動運動をはじめます。体内外からの刺激によって活発に動きだすわけです。

わたしは、これまで、**朝起きたときにコップ一杯の水を飲むこと**を多くの人に

すすめてきました。これは腸に刺激を与えるためです。

朝、目覚めたときは、腸はすでに消化・吸収を終えて動きを止めています。そこでコップ1杯の水を飲むことで、空っぽになっている胃が重くなり腸を刺激します。その結果、ぜん動運動のスイッチが入るのです。

水を飲むときは、**「一気に」**がポイント。勢いよく飲んだほうが、腸への刺激が大きくなります。

また体を動かすときも、腸を刺激することを意識しましょう。頭のなかで腸を刺激するイメージを持つだけで、結果的に迷走神経の活性化につながります。

たとえば、歩くとき。**大股でできるだけひざを曲げずに歩くこと**で、腸を囲むように支えているお腹のインナーマッスル（深層筋《しんそうきん》）が大きく動きます。この刺激は、迷走神経を通じて腸にも伝わります。

同時に、腹筋やお尻の筋肉も鍛えられるため、スムーズに便を押し出す排便力も高まります。一石二鳥の腸活というわけです。

迷走神経を活性化させる腸まわりトレーニング3選

次に紹介する3つのストレッチは、そんな腸の性質を利用して、効果的に迷走神経を刺激、そしてぜん動運動をうながすものです。

◎腕ひねり腸ストレッチ

足を肩幅に開いて両手を頭の上で交差。ゆっくり息を吐きながら体を上下左右に倒します。両腕で手を交差して合わせることで指先と肩甲骨がつながり、上下左右に動かすことで脇腹がよく伸び、迷走神経が刺激されます。

◎お腹つかみ骨盤《こつばん》まわし

便がたまりやすい腸の四隅を指で圧迫しながら骨盤をゆっくり回すことで、腸やインナーマッスル、ひいては迷走神経に刺激を与えます。腹筋に力を入れて肛門を締《し》める意識で骨盤を回すとより効果が得られます。

◎くびれ腸マッサージ

腸の四隅のポイントを意識して両手で腰を押さえ、お腹の脂肪を後ろから前へ絞り込むように揉《も》んでいくと、腸にダイレクトに刺激が伝わります。揉むだけでなく、握りこぶしを作って押し当てても良いでしょう。椅子に座ったままでもできる楽なストレッチです。

これらの腸まわりトレーニングを継続的に実践することで、迷走神経が活性化され、腸の健康を効果的にサポートすることができます。

時間や場所を選ばずに行なえるため、忙しいなかでも継続しやすいことも魅力です。たとえば、朝目が覚めたら、ベッドサイドに座って「くびれ腸マッサージ」、朝日を浴びながら「腕ひねり腸ストレッチ」を行ないます。日中、仕事や

●腕ひねり腸ストレッチ●

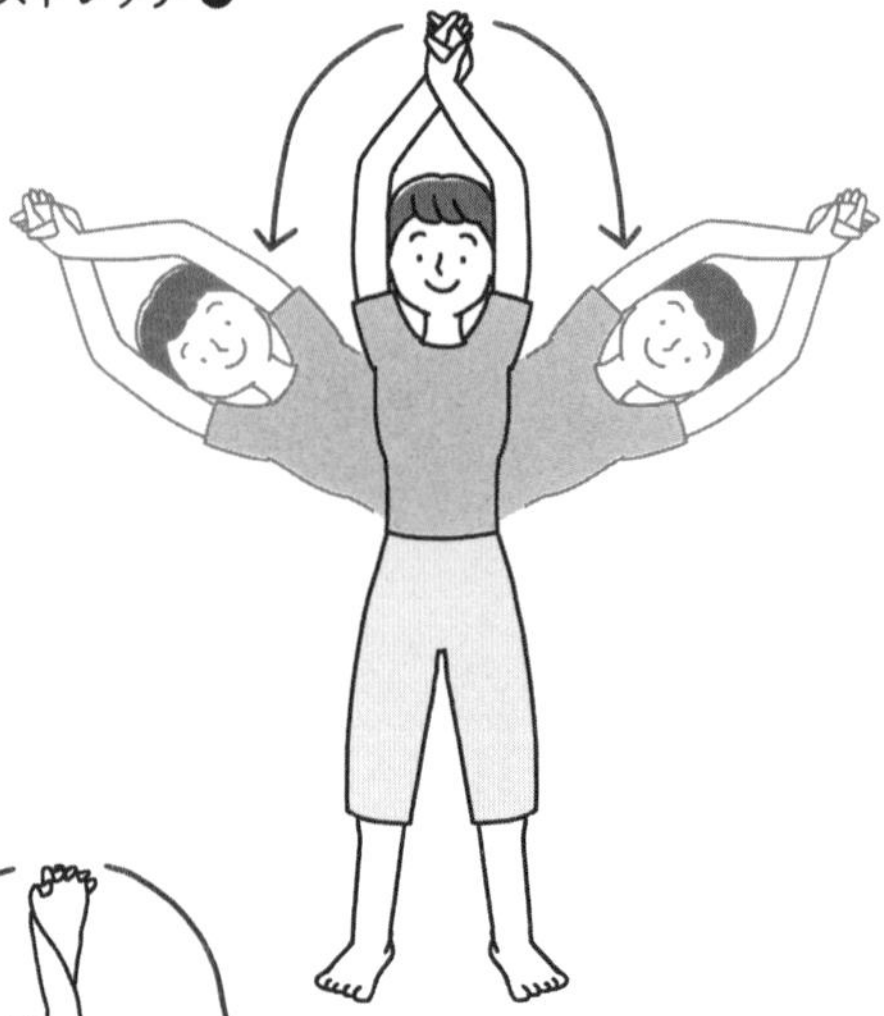

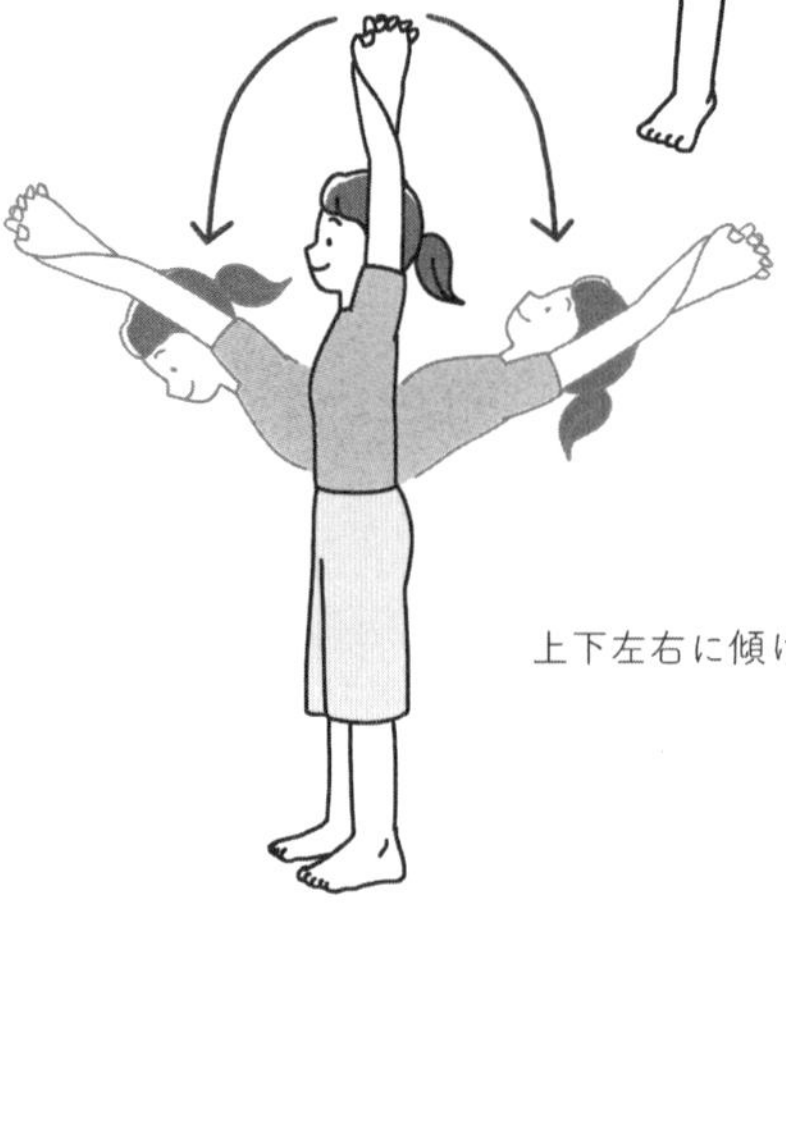

上下左右に傾けて体側を伸ばす

● お腹つかみ骨盤まわし ●

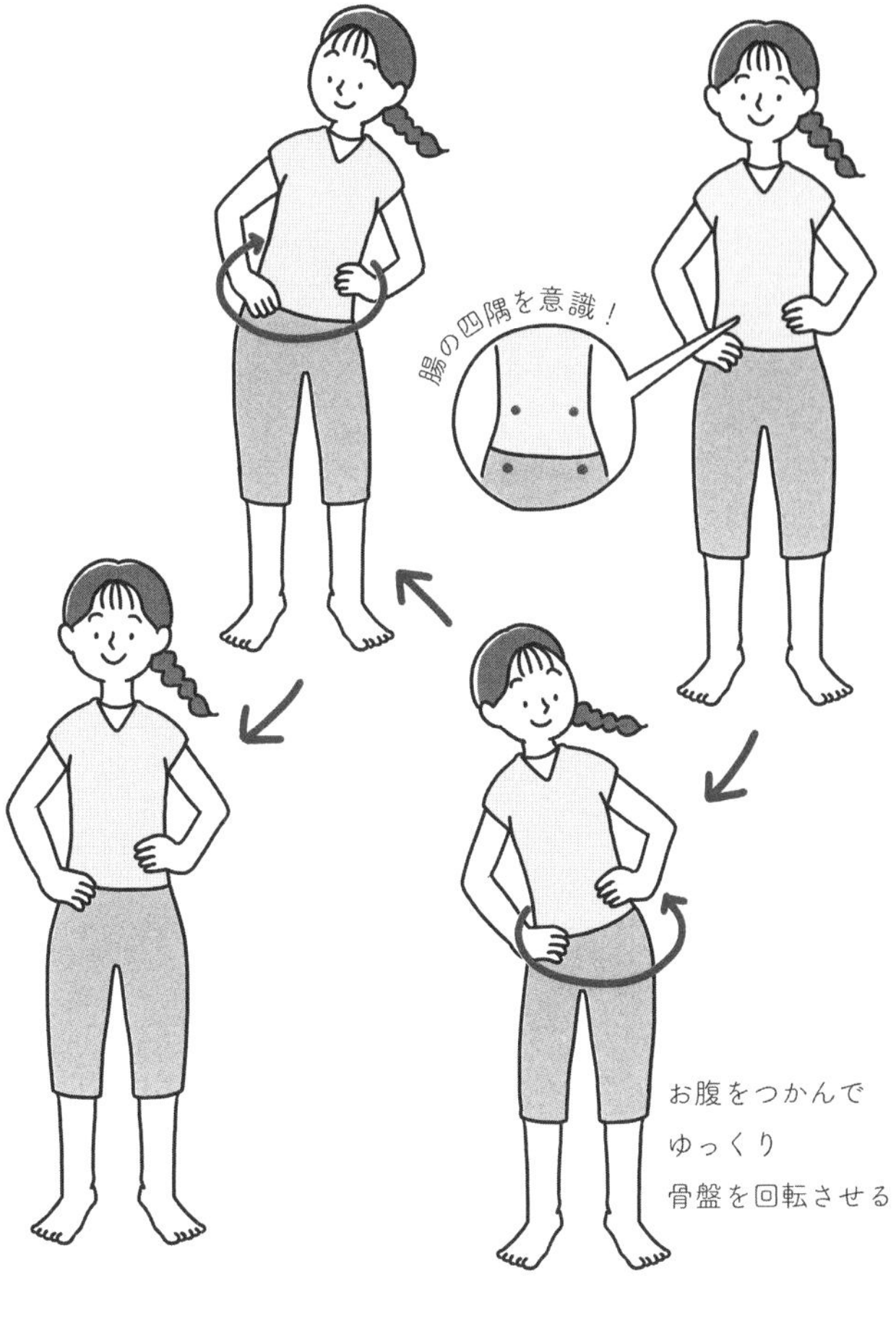
腸の四隅を意識！
お腹をつかんで
ゆっくり
骨盤を回転させる

● くびれ腸マッサージ ●

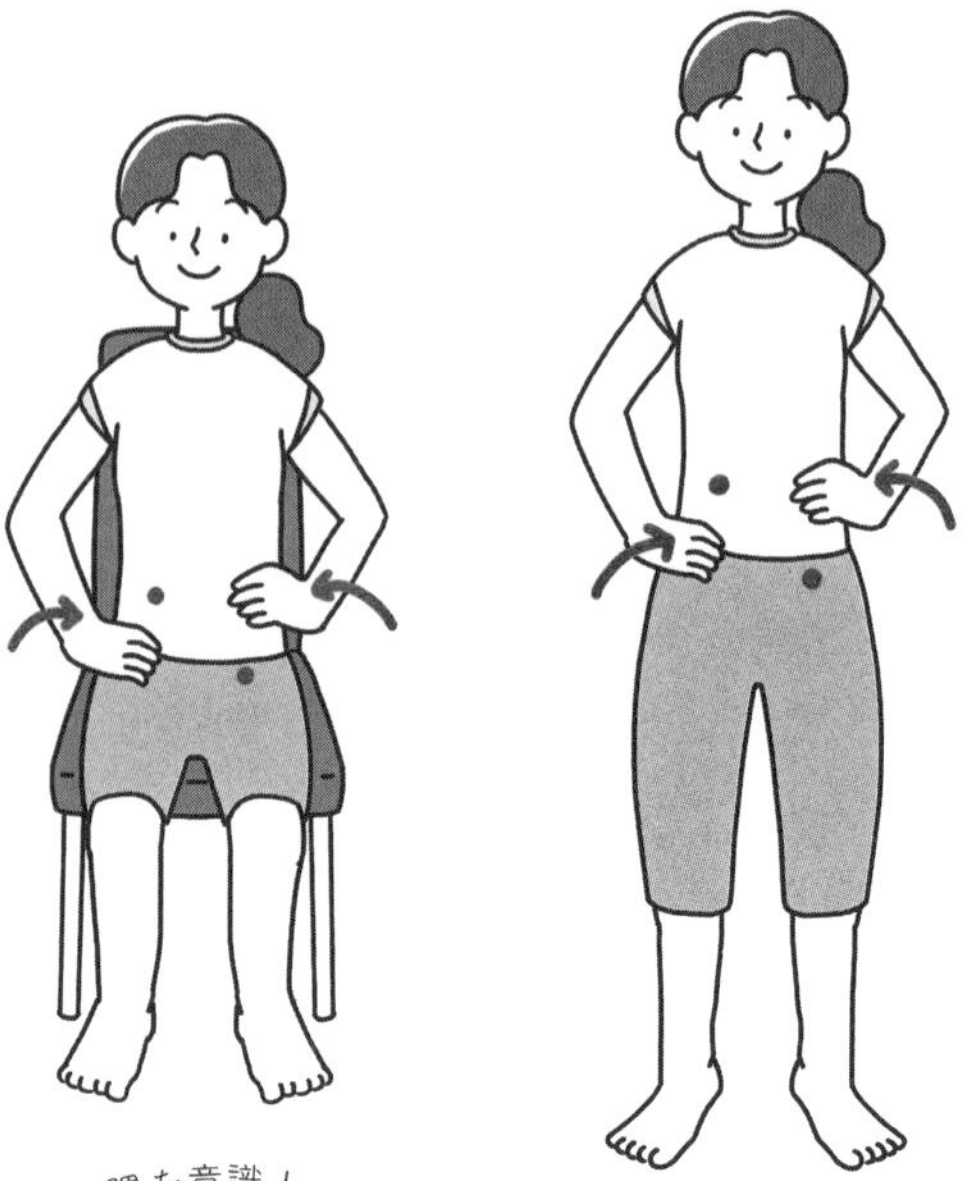

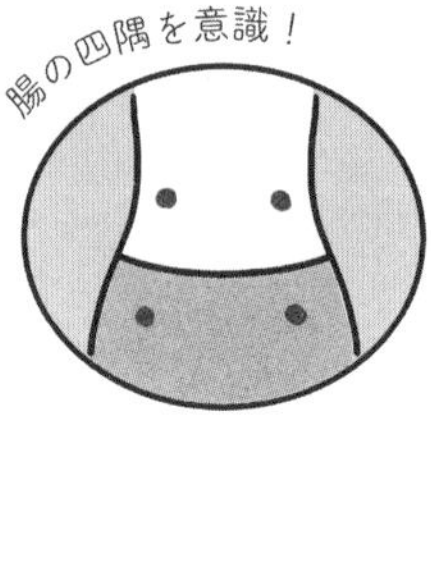

お腹をつかんでもみほぐす

家事の合間に「お腹つかみ骨盤まわし」を行なうのも良いでしょう。

重要なのは継続すること。一日数分でもかまいません。毎日のすきま時間に行なう習慣をぜひ身につけてください。

腸がよろこぶ環境づくりが迷走神経を活性化させる

これらのトレーニングやマッサージは、腸や迷走神経を刺激するためにはもちろん、便秘解消にも効果的です。

腸は、スムーズに流れていることが大好きです。迷走神経にとっても、腸のスムーズな動きを阻害《そがい》する便秘は天敵と言えるでしょう。

便秘の原因は、基本的にはストレスです。迷走神経を整えるためのストレスの解消法は第6章で詳しくお伝えしますので、ここでは便秘の解消法について説明します。

「排便は毎日あったほうが良い」と誰もが考えていますが、かりに週に2〜3回しか排便がなかったとしても、それだけでは便秘とは言えません。

便秘の目安となるのは、次のとおりです。

①腹部に違和感がある
②食欲が落ちてしまうことがある
③排便に違和感や不安を覚える

どれか一つでも当てはまれば、便秘と呼ぶことができます。

一つでも当てはまっている場合、腸のぜん動運動が停滞していると考えてください。すると食べ物の消化・吸収の進みが遅くなり、腸がこれでもかと水分を吸収して便がカチカチに硬くなります。

言ってしまえば、便秘は体のなかで生ゴミが腐っている状態。悪玉菌だけが得をする環境となっているのです。ぜん動運動も弱まり、さらに便秘が長引くという悪循環に陥り、迷走神経が乱れていきます。

これを解決するためのポイントは、**腸が規則正しい動きを好むということ。**たとえば、食事のタイミングや回数において、もっとも腸がよろこぶのは、**朝、昼、夜の一日3回を決まった時間にとる**ことです。

ダイエット中であったり運動をあまりしない人は、一日2食、あるいは1食で十分だと考えている人もいるかもしれません。腸をしっかり動かすには刺激を与えることがポイントだとお伝えしましたが、**食事こそが腸にとってもっとも大きくて魅力的な刺激**になります。

一日3回、ほど良い間隔の刺激があることで腸はよろこんではたらいてくれます。ベストなタイミングは、**朝食、昼食、夕食を6時間ごと**にとることです。

6時間空けることで食べ物は完全に消化されます。

消化を終えると、腸では、MMC（伝播性《でんぱせい》消化管収縮運動）という大きな収縮が起こり、殺菌性のある消化液によって、腸のなかに残ったカスや、それをエサにする悪玉菌を処理して腸内環境を整えてくれます。

このお掃除タイムは腸を正常に動かすためにはとても重要な時間。ちょこちょこ食べるような間食の習慣は、腸の掃除の時間を妨げて悪玉菌が増える原因になるのでやめましょう。

一日3回、できるだけ決まった時間に食べることが、腸にとっても迷走神経にとっても最適です。腸を意識する生活は確実に迷走神経を整えます。逆に言えば、迷走神経を活性化させれば腸も元気をとり戻すということです。

迷走神経を意識する生活とは、腸を頼り、腸をいたわり、そして腸内細菌を丁寧に育てていくことです。

第3章

迷走神経を整える呼吸法

いくら栄養を吸収しても、これがなければエネルギーにならない⁉

呼吸はどのようにして迷走神経を整えるのでしょうか。

その方法をお伝えする前に、胸を張った姿勢で、両手の指先を鎖骨の下に置いてみてください。

大きく深い呼吸をすると、皮膚が盛り上がるのを指先に感じるはずです。肺が大きく膨らんで、周辺の筋肉を動かしているからです。

肺は、鎖骨の奥にある「肺尖《はいせん》」から肋骨の下にある「肺底《はいてい》」まであり、胸の大部分を占める臓器です。

あなたは、普段からこの大きな肺をしっかり使って、呼吸をしているでしょうか。

鎖骨のあたりが盛り上がるほど深い呼吸をしているでしょうか。

呼吸の重要性を、アニメ『鬼滅の刃』で、主人公・炭治郎が鬼と対峙《たいじ》し、技を繰り出す前に行なう「全集中の呼吸」で考えてみましょう。

この「全集中の呼吸」は作中で、

『体の隅々の細胞まで酸素が行き渡るよう、長い呼吸を意識しろ。体の自然治癒力を高め、精神の安定化と活性化をもたらす』

あるいは、

『血の中にたくさん、たくさん空気を取り込んで、血がびっくりしたとき、骨と筋肉が慌《あわ》てて熱くなって強くなる』

という説明がなされていました。

健康とは**「一つ一つの細胞にどれだけ質の良い血液を送ることができるか」**と、つねづね語っているわたしにとって、この「全集中の呼吸」の考え方は、とても理にかなっていると言えます。

日ごろ、わたしたちは呼吸を意識することなく過ごしているので、その重要性を忘れてしまいがちです。

生きていくためにはエネルギーが絶対に必要ですが、そこには、呼吸が重要なはたらきをしていることを知らない人も少なくありません。

人や動物は、食べ物から栄養を吸収しなければ生きていけません。第2章でも触れたように、食べ物は唾液や消化液によって分解され、吸収されやすいブドウ糖などの栄養に変わり、腸で血液のなかに取り込まれています。

しかし、栄養を吸収するだけではエネルギーにはなりません。

呼吸によって取り入れた酸素と栄養が結びつくことによって、はじめて生きるためのエネルギーを生み出しているからです。

わたしたちは、1分間に12〜20回、呼吸をしています。一日では2万〜2万5000回も息を吸ったり吐いたりしています。

呼吸は、酸素と栄養を結びつけて、全身に血液を行き渡らせるという重要なはたらきだけでなく、心を落ちつかせるというはたらきもあります。

これは、呼吸が自律神経と深く関係しているからです。

鎖骨あたりが盛り上がるように肺全体を意識して使った呼吸で自律神経が整います。

もっと言えば、**ゆったりとした深い呼吸で、迷走神経が刺激され、心も体も整っていく**のです。

呼吸は自分の意識でコントロールできる

それでは、迷走神経を整えるためにはどんな呼吸を意識したら良いのでしょうか。

本題に入る前に、呼吸と自律神経の関係から詳しくお伝えしていきましょう。

呼吸は、脈拍や消化・吸収と同じように、自律神経が調整しています。「呼吸するぞ」と意識しなくてもわたしたちは息をしています。寝ているときでも呼吸が止まることはありません。

自分の意識とは関係なく心臓が動いているのと同じように、就寝中でも自律神経がコントロールをして、肺をしっかり動かしているからです。

ただし、呼吸だけは、脈拍や消化・吸収と違うところがあります。

たとえば「食べ物の消化を早くして」と思っても、腸の活動が活発になることはありません。脈が速いからといって「ゆっくりにして」と願っても、それはできない相談です。

でも、呼吸は、意識を向けるだけでスピードや深さをコントロールすることができます。

つまり、**呼吸は人の意識で変えられる**、ということです。

わたしたちは、緊張するような場面でよく深呼吸をしますよね。意識的に深い呼吸をすると、落ちつきを取り戻すことができるからです。

そう、わたしたちは自律神経に支配されているはずの呼吸を自分の意志で調整しているのです。しかも、深呼吸をすることによって「心が整う」ことを、身をもって実感しています。

では、なぜ深呼吸をすると「心が整う」のでしょうか。

「深呼吸」と「心が整う」のメカニズム

この仕組みは、毛細血管の流れを思い浮かべるとわかりやすいでしょう。毛細血管の血液量を計ることができる機械で調べたところ、呼吸を止めた瞬間に毛細血管に血液が流れにくくなることがわかっています。反対に、呼吸を再開すると毛細血管に血液がよく流れることもわかりました。

つまり、**緊張したときに深呼吸をすると心が落ちつくのは、毛細血管の血液量が増加するから**です。

ゆったりとした深い呼吸をすることで迷走神経が刺激されます。これは後ほど詳しく説明しますが、その結果、血管が開いて毛細血管まで血がよく流れていきます。

血流が良くなると筋肉が緩んだ状態になるので、体はリラックスします。これが深呼吸をすると心が落ちつく理由です。

このように、わたしたちは知らず知らずのうちに、自律神経の支配下にある呼吸を上手にコントロールして、自律神経を整えています。

ところが、ストレスの多い現代社会では、速くて浅い呼吸が習慣化している人が圧倒的に多くなっています。

それだけではありません。わたしたちに備わっている「心が整う」手段である、ゆったりとした深い呼吸をすることさえ、忘れてしまっているかのようです。

禅の世界では、呼吸は「する」のではなく「させていただく」という感覚でいることが重要だと言われています。

ストレスが多く、心と体を乱すさまざまな要素にあふれている時代を生きているからこそ、**「させていただく」という気持ちで呼吸を意識すること**を大事にしたいものです。

現代人は呼吸が浅く、速くなりすぎている

「息をつめる」という言葉があります。人は、細かい作業をするときに息を止める傾向があります。繊細な作業をするときには、呼吸による些細《ささい》な体の動きさえ邪魔になるからです。

今を生きる人たちは、つねに「息をつめる」状態であると言っても過言ではありません。ストレスや不安によって、呼吸を忘れたかのように毎日を過ごしているようなものです。

とくに現代人が呼吸が浅く速くなっているのは、交感神経が過剰にはたらいているからです。自律神経のシーソーが交感神経に大きく傾いていると、呼吸は浅くなり、そして速くなります。

もしも**1分間で20回を超える呼吸をしているのなら、交感神経が上がりすぎてい**

るシグナル。車で言えば、ブレーキが壊れているのに気づかずに、つねにアクセル全開で走っているようなものです。

また、猫背が増えたことも、速くて浅い呼吸が習慣化した要因の一つです。朝起きてから寝る直前までスマホを覗《のぞ》き込んでいる。職場では長時間のデスクワークをして、家に帰ったらソファに体を預けっぱなし。

そんな悪い姿勢を続けていると、確実に頭が前に傾き、背中が丸くなります。呼吸をするときの空気が流れる気管（気道）は、ストローと同じです。

頭が前に傾き、首をくの字に曲げている時間が長いと、気管が圧迫されて呼吸が浅くなります。曲がるストローのようにジャバラがついていれば違いますが、気管には、そのような機能はありません。

くわえて、背中が丸まっていると「胸郭《きょうかく》」の動かせる範囲が狭くなります。

胸郭は、心臓や肺を守るために肋骨や胸椎によってできている「じょうぶなカゴ」のようなもの。詳しくは後ほど述べますが、呼吸に合わせて胸郭は柔軟に膨らんだりしぼんだりします。猫背の姿勢を続けていると、胸郭が圧迫されて、しっかり膨らんだりしぼんだりできません。

ちなみに、迷走神経は、脳の「延髄」からスタートして、首を通って、内臓に枝分かれしています。

首が前に傾き、背中が丸まっていたら、迷走神経という「情報の道」もスムーズに通れなくなってしまうのは歴然です。

さらに、頭が前に傾いている猫背のままでは、首の太い血管が圧迫されて脳だけでなく全身の血流が悪くなってしまいます。

胃腸がつねに押さえつけられ、はたらきも弱まります。その結果、自律神経のバランスがさらに乱れ、免疫力も低下し、さまざまな病気を招いてしまうのです。

マスク習慣によって生じた口呼吸による健康被害

忘れてはいけないのが、コロナ禍によるマスク習慣が、呼吸の質の低下を招いてしまったことです。

マスクをしていると、鼻と口が覆われているため呼吸に負荷がかかります。そのため、気がつかないうちに浅い呼吸になってしまいます。

しかも、普段であれば、ゆったりとした深い呼吸をしてバランスをとったりしますが、マスクが口に張り付くのでこれがなかなかできません。深呼吸がはばかられるように思った人も多かったことでしょう。

マスク習慣によって呼吸が浅くなることで、鼻呼吸ではなく、口呼吸をする人が増えたことも大きな問題です。

鼻呼吸によって送り込まれた空気は、脳をクールダウンさせる、車でたとえるとエンジンを冷やすラジエーターのようなはたらきがあることが知られています。肺に冷たい空気がそのまま入り込まないように、鼻の中で温度調節を行なってくれています。

また、鼻の粘膜は体の防衛システムの最前線です。鼻呼吸をしていれば、空気中に含まれる細菌やウイルスをキャッチして、きれいな空気だけを肺に送り届けることができます。

ところが、口だけで呼吸をするようになると、脳を冷却することもできません。肺に冷たい空気がそのまま流れ込みます。そして、その空気にはウイルスや細菌が含まれたままです。

このように鼻呼吸は、口呼吸では得られない大きな健康メリットがあります。鼻の奥にある副鼻腔《ふくびくう》では、一酸化窒素がたくさん作られており、鼻呼吸をすると酸素と一緒に一酸化窒素も肺に運ばれます。

一酸化窒素には、血管をしなやかにするはたらきがありますが、なによりも、肺のなかで血液が酸素を取り込む量を増やしてくれる作用があります。

ところが、長期的なマスク習慣によって呼吸の質が低下しました。その結果、現代人は慢性的に酸素不足に陥っていると言えるでしょう。

ということは、自律神経、そして迷走神経のはたらきやバランスにも悪影響を及ぼしています。

プチ不調の原因は迷走神経の不活性化

病院に行くほどでもないけど、なんだか調子が悪い。

最近、このような悩みの声をよく聞きます。

2022年、漢方薬で知られる株式会社ツムラが20〜40代の男女1800人を対象に行なった「第2回なんとなく不調に関する実態調査」の結果を公開しました。

調査によると**女性の83・3%が「なんとなく不調」を実感している**といいます。

その不調の症状としてトップにあがっているのが、**「疲れ・だるさ」で62・5%、「肩こり」54・9%、「頭痛」53・5%**と続いています。

こうした誰にでも起こる「プチ不調」も、呼吸と自律神経、ひいては迷走神経と関係しています。

厚生労働省の「国民生活基礎調査」（22年）でも、**女性が自覚している症状として「肩こり」が1位**にあがっています。

肩こりは、わかりやすく言うと、肩まわりの筋肉への血流が滞り、疲労物質がたまるために起こります。筋肉はすべて毛細血管に覆われています。毛細血管の血流は、太い血管と比べて滞りやすく、すぐに筋肉は硬直してしまいます。

筋肉が硬くなった「こり」を解消するために、揉んだりさすったりするなどしてマッサージをしますが、筋肉がほぐれるからこりがなくなるわけではなく、そこを走っている毛細血管の血流の流れを良くして、疲労物質が洗い流されたことによる効果です。

そのため、こりをほぐしたとしても、しばらくすると毛細血管が再び滞ってしまい、肩こりがぶり返してしまいます。

深くゆったりとした呼吸をつねに意識すれば、迷走神経はもとより呼吸筋がしっかり動きます。

肩甲骨まわりの筋肉なども動いて、その付近を走る毛細血管の血流をアップさせることができるので、「肩こり」といった不調も解消することができます。

また、迷走神経が刺激されることで自律神経のバランスが整い、全身の血の巡りも改善していきます。

腰痛や冷え症に悩む人に共通している呼吸の仕方

加齢や外傷とは異なり、病院に行っても原因が判明しない「腰痛」にも呼吸が深く関係しています。

腰痛全体の9割近くをしめる原因不明の腰の痛みは「心因性腰痛」と呼ばれ、ストレスや不摂生などで自律神経が乱れることで引き起こされます。

そんな腰痛に悩む人に共通しているのが「浅い呼吸」です。

このような原因不明の腰痛の解消に向けた第一歩は、**「原因はストレス」だと**

意識を切り替えること。そして、自律神経のバランスを整える深い呼吸を心がけることです。

深い呼吸をすることで、お腹は膨れたりへこんだりします。このときにお腹にかかっている圧力が「腹圧」です。

この腹圧が高くなると、お腹まわりのインナーマッスルが鍛えられ、体幹が安定します。すると腰の負担が軽減します。

マッサージをしてもほぐしても解消されない肩こり、鍼《はり》を打っても湿布を貼っても改善しない腰痛がある人は、呼吸に意識を向けてみてください。

さらに、女性に多い「冷え症」の解消にも呼吸が影響しています。

手足の先が冷たくなる冷え症の人のほとんどは、交感神経が過剰に優位になっていて、呼吸が浅くなっているという特徴があります。

とりわけ夏でも指先や足先が冷たい人は、呼吸を意識することに重点をおいたほうが良いでしょう。

近年、激しい運動をしたり、長時間の仕事をしたあとでもないのに、寝ても休んでも解消されない「理由のない疲れ」で悩んでいる人が急増しています。

この「理由のない疲れ」も呼吸の悪化が原因の一つです。

そこまでひどい疲れではない場合、多くの人が放置しがちです。しかし、**とくに理由のない疲れは心身の不調のサイン**ととらえてください。

ここで述べた「プチ不調」以外にも、最近は原因不明の頭痛、動《どう》悸《き》、めまい、便秘、肌荒れなどで悩んでいる人は少なくありません。

そのまま放置せずに、まずは、呼吸を見直してみたいところです。

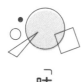

「肺を鍛える」の本当の意味

ここまで、自律神経のバランスを整えるため、呼吸の重要性をお伝えしました。

しっかりした呼吸を取り戻すためには、肺を鍛えることが重要であることは、イメージできたでしょう。

しかし、意識したからと言って「肺そのもの」を鍛えることはできません。では、「肺を鍛える」にはどうしたら良いのでしょうか。

まずは肺の仕組みを覚えましょう。

呼吸をすると空気は気管を通ります。気管は左右に枝分かれして「気管支」となり、それぞれ左右の肺につながっています。

左右に枝分かれした気管支は、さらに枝分かれしていき、最後には直径0・5ミリメートルほどの大きさになります。

その気管支の枝の先端にあるのが「肺胞《はいほう》」と呼ばれる部位です。

この肺胞が、肺のなかには3～6億個あると言われています。

呼吸は、いわゆる酸素と二酸化炭素のガス交換ですが、そこには、この肺胞が重要な役割を果たしています。

肺胞には、毛細血管が網の目のように取り巻いていて、全身をめぐった血液は、心臓を経由して肺胞までたどり着き、二酸化炭素を吐き出します。

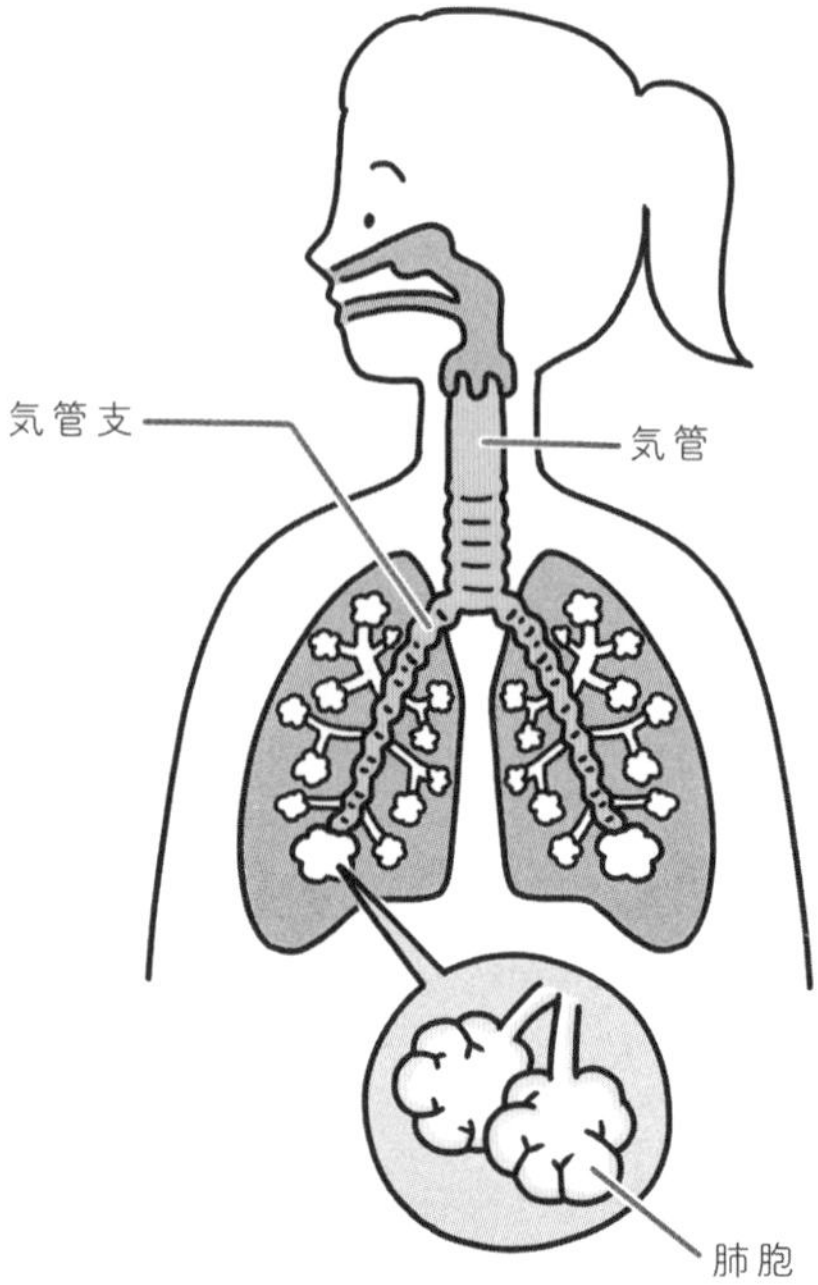
気管支
気管
肺胞

同時に、肺胞のなかの酸素が血液のなかに取り込まれるという仕組みです。

ところが、肺胞は、加齢によってどんどん壊れていきます。そして、残念ながら、肺胞は一度壊れてしまうと再生できません。

年を重ねると呼吸が浅くなるのは仕方がないことです。

しかし、あきらめる必要はありません。

肺がおさまっている胸郭の動く範囲を広げて、肺機能をアップさせることは十分に可能です。

じつは、肺そのものには、膨らんだりしぼんだりする機能はありません。

わたしたちが、いつも無意識のうちに行なっている呼吸は、胸郭を取り巻いている「肋間筋《ろっかんきん》」、「横隔膜《おうかくまく》」など「呼吸筋」と呼ばれる筋肉が動くことで、胸郭が拡張や収縮をくり返し、その動きに応じて肺が膨らんだりしぼんだりしています。

横隔膜の動きを知ると、もっとよく理解できるはずです。横隔膜の動きをイメージしながら、一緒に深い呼吸をしてみましょう。

息を吸うと、横隔膜は縮んで下方向に下がります。胸郭は、横隔膜に引っぱられて膨らみ、そこに空気が入っていきます。

息を吐くときは、横隔膜は伸びて上方向に上がります。もともと横隔膜はドーム型ですが、ここでもとに戻るわけです。すると、胸郭は横隔膜に押し上げられて小さくなり、なかの空気を外に押し出すことができます。

このように、肋間筋と横隔膜という呼吸を支える「呼吸筋」が協力し合って、伸びたり縮んだりすることで肺を動かしています。

つまり**「肺を鍛える」とは、呼吸筋の柔軟性を高めて、スムーズに胸郭を拡張させる**ということです。

「肺を鍛える」体操——肋骨ゴシゴシ体操

では、その方法を具体的に紹介しましょう。**「肋骨ゴシゴシ体操」**と呼ばれる体操です。

● 肋骨ゴシゴシ体操 ●

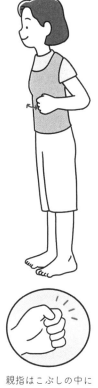

親指はこぶしの中に
入れない！

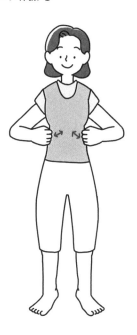

握りこぶしを作って
肋骨をゴシゴシする

次ページのイラストのように、背骨をしっかり伸ばした状態で立ち、胸を少し前に出して、みぞおちのあたりで両手で握りこぶしを作ります。このとき、親指は必ずこぶしの外に出してください。親指をなかに入れてしまうと、交感神経が優位になってしまうからです。

この状態で、肋骨を左右にゴシゴシ、側面に向かって擦《こす》ります。これを1回30秒、一日3回行ないましょう。もちろん、気づいたときに行なっても良いでしょう。

迷走神経を刺激する呼吸筋の使い方

いよいよ本題、呼吸と迷走神経の深いかかわりについてです。正確に言うならば、呼吸筋の動きが、迷走神経に影響を与えています。

呼吸をするときに上下に大きく動く横隔膜のまわりには、意識しなくても呼吸ができるように自律神経が密集しています。

つまり、**横隔膜の動きが大きくなればなるほど自律神経が刺激され、シーソーのバランスが整います。**

ここで重要なのは、**「じょうぶなカゴ」である胸郭のなかには「圧受容器《あつじゅようき》」がいくつもある**ということです。この圧受容器は、圧の刺激を感じる神経センサーのようなもので、息を吐くことでセンサーがはたらきだします。

息を吐くと、胸郭が縮まるわけですから、胸腔内の圧力は上昇します。その結果、圧受容器に圧力がかかり続け、自律神経が刺激されるというわけです。

日ごろ、無意識にしている呼吸では、肋間筋と横隔膜という呼吸筋が伸び縮みをしていると述べましたが、意識してゆっくりと深く息を吐くことで、呼吸筋のほかに「内肋間筋《ないろっかんきん》」「腹直筋《ふくちょくきん》」「腹斜筋《ふくしゃきん》」などの筋肉が動き出します。

これらの筋肉は、言わば呼吸筋のなかの「サポート役」です。

このサポート役の力が加わると、より胸腔内の圧力が上昇して、圧受容器に刺激が与えられます。

難しい医学用語や仕組みまで覚える必要はありませんが、**息を吐く時間が長ければ長いほど、肺にあるセンサーが反応する**と覚えておいてください。

迷走神経を整える「1：2呼吸法」

そして、驚くべきことに圧受容器は、おもに迷走神経が支配しています。

すなわち、ゆっくりと、深く息を吐く。この時間を長くすることが、休息やリラックスを担う迷走神経を高めて、自律神経のバランスをさらに整えてくれます。

とは言っても、緊張したときや焦ったとき、パニックを起こしそうなときに、急にゆっくりと深い呼吸をしようとしても、なかなか実践するのは難しいかもしれません。

次に紹介する**「1：2呼吸法（迷走神経を整える呼吸法）」**を普段から、意識して実践することをおすすめします。

①足を肩幅程度に開き、背筋を伸ばしてまっすぐ立つ。肩の力を抜いて、両手を脇腹に当て、肋骨の下を軽くつまむ。
②リックスした状態で3〜4秒かけて、鼻から息を吸う。
③6〜8秒かけて、口からゆっくり吐く。軽く上体を前に倒し、両手で脇腹の肉をおへそ側に集めて、適度な刺激を与える。

大事なことは**息を吸うよりも吐くことを意識した、1：2の割合で呼吸すること**。3秒吸ったら6秒吐く。2倍の長さでゆっくりと吐くことで呼吸筋がしっかり動きだします。

これにより、迷走神経が整うだけでなく、腸のぜん動運動も活発になることが期待できます。

●1:2呼吸法●

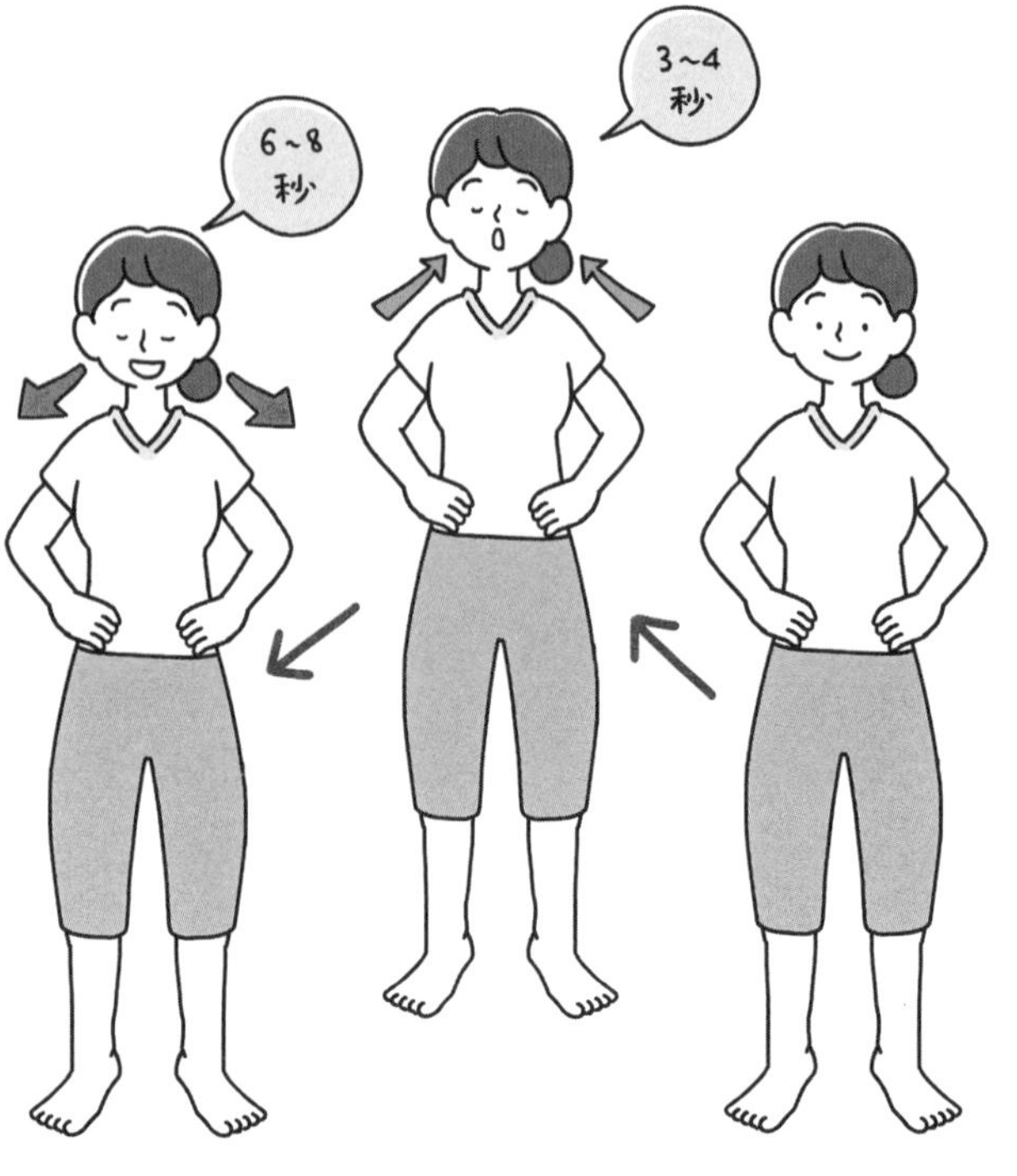

両手をお腹にあてて1:2の比率で深呼吸

「ため息」は心身を回復させる最高の呼吸法

時間をかけてゆっくりと、長く吐くことが迷走神経を整えるためのポイントであるとお伝えしました。

じつはわたしたちは、知らず知らずのうちに、ある行動で「長く吐く」動作をしています。

それは、**「ため息」**です。

嫌なことや心配ごとがあるときに、わたしたちは無意識のうちに「はあ〜」とため息をつきますね。

「ため息をつくと幸せが逃げる」とネガティブにとらえられることが多いですが、自律神経の視点からみると、心身のコンディションを回復させる、もってこいの方法です。

嫌なことや心配ごとを抱えていると、呼吸は速く、そして浅くなります。

この状態が長時間続くと、酸素が欠乏して、脳や体の機能が慢性的に低下してしまい、つねにネガティブなことが頭をよぎるようになります。

こうして負の連鎖ができあがってしまいます。

このとき、ため息で「はあ〜」と、長く息を吐き出してください。

息を長く吐くことで、「酸素をもっとよこせ」と体がほしがります。それに従って新しい酸素をたっぷりと取り込んでくれるのです。

ため息は、迷走神経を刺激して、酸素不足の状態から回復するための、一つの防衛反応とも言えます。

迷走神経の刺激を利用した生理現象の数々

迷走神経を刺激する——。

なんだかイメージしづらいかもしれませんが、ため息と同じように無意識に迷走神経に刺激を与えている行動があります。

たとえば、「しゃっくり」を止めるときに、両耳に人さし指を入れたり、コップの反対側のふちから水を飲んだりする行動をとる人も多いでしょう。

これらは迷走神経の刺激を利用しています。

しゃっくりは、横隔膜が強く収縮して息が急激に吸い込まれるのと同時に、声帯が「パタン」と閉まってしまうことによって起こる現象です。

放っておけば自然に止まりますが、どうしても今すぐおさえたいという場合には、人さし指を両耳の穴にしばらく入れておく方法が知られています。この効果をもたらしている要因は、**耳の穴や耳の後ろに迷走神経が走っているから**です。**耳の穴に指を入れることで迷走神経が刺激され、横隔膜の緊張がほぐれてしゃっくりがおさまるという仕組み**です。

また、コップの反対側のふちから水を飲むことでも、しゃっくりがおさまるとも言われています。

これは、前かがみの姿勢をより強くすることで、横隔膜をほぐす効果をもたらしているとともに、迷走神経とはたらきが似ている「舌咽《ぜついん》神経（舌の3分の1の味覚や唾液の分泌などを司《つかさど》る）」に刺激を与えていることによるものです。

わたしたちが食べ物を飲み込むときには、この舌咽神経と迷走神経が深くかかわっています。この2つの神経を刺激して、しゃっくりをおさえているというわけです。

また、しゃっくりに限らず、のどに異物があると咳《せき》が出ますよね。このときも、迷走神経がはたらいています。

咳は、のどの粘膜に異物がくっついたという「情報」が、迷走神経から延髄に伝わり、そこから呼吸筋に対して「強く息を吐き出せ」という指示が出ることで異物を外に吐き出しています。

のどに異物があっても迷走神経がしっかりはたらかなければどうなるでしょうか。想像するだけで怖くなります。

日常的に、わたしたちは迷走神経のはたらきに支えられて生きています。そして、迷走神経を刺激することで「快適」な生活を手に入れています。

しかし、現代に生きるわたしたちは、まだまだ迷走神経の恩恵《おんけい》にあやかることができていません。迷走神経を意識した呼吸を心がけることが、この時代を生き抜くために求められています。

第4章

迷走神経を整える睡眠

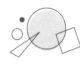

迷走神経のはたらきぶりは「睡眠力」で決まる

本章では睡眠と迷走神経の関係性から、自律神経のバランスを整えるための方法をお伝えしていきます。

なぜなら、**「睡眠力」の低下は、自律神経のシーソーを大きく傾ける原因になる**からです。

どんなに体に良いことをしている人でも、もともと自律神経のバランスが良い人でも、ひとたび睡眠が不足すると、かんたんに自律神経のシーソーが崩壊します。

厚生労働省の「国民健康・栄養調査」（19年）によると、女性の「20代」で29・3％、「30代」で32・6％、「40代」で26・5％が「睡眠全体の質に満足できなかった」と回答しています。睡眠時間においては、「睡眠時間が6時間未満」

と答えた女性が40・6％にものぼっていました。

経済協力開発機構（OECD）の調査（21年）では、日本人の平均睡眠時間は7時間22分で、33カ国（平均8時間28分）のなかで最下位という結果に。さらに日本人女性は、男性よりも13分も短いことがわかりました。

日本人女性の睡眠時間が短い背景には、働く環境や育児・家事分担の問題があると言われており、その分、睡眠時間にしわ寄せがいっています。

「健康には睡眠が大事」と、当然のように言われていますが、貪欲《どんよく》なまでに睡眠を大切にする姿勢が、今こそ問われていると言えるでしょう。

2023年、米・シカゴ大学の研究チームが、504人を対象に睡眠不足とワクチン接種後の抗体反応についての調査報告をしています。これによると、「6時間未満」の寝不足の状態では、抗体反応の低下が著しかったことがわかりました。

かんたんに言うと、ワクチン接種は「二度とそのウイルスに感染・発症しない体」を作るために行なわれるもので、抗体がウイルスを撃退してくれます。

第2章でもお伝えしたとおり、自律神経のバランスと免疫力の高さはリンクしています。つまり、**睡眠不足によって、迷走神経のはたらきが弱まり、体を防御する力を弱くする**ことがわかってもらえると思います。

睡眠力が低下すると、迷走神経はしっかりはたらいてくれません。

睡眠不足のときに鍼治療をしたら、効果がどう変化するかを調べた研究報告もあります。そもそも鍼治療は、リラックス効果の高い迷走神経などの副交感神経のツボを刺激するために行なわれます。そのはたらきを高めることで血流が改善されて治療効果が高まるのです。

ところが、寝不足の状態で鍼を打っても、副交感神経、すなわち迷走神経が活性化されなかった、といいます。

ワクチン接種や鍼治療に限りません。どんな医学的治療を受けるときでも、睡眠不足の状態だとその効果は半減してしまいます。

それでも、わたしたちの社会には、睡眠を軽視する風潮《ふうちょう》が根強くあります。

「寝る間を惜《お》しんで」と、よく耳にしますが、とりわけ「がんばっている」と自負している人は、とにかく睡眠時間を削ることを美徳としがちです。

それは大きな間違いです。

「睡眠を犠牲にする」という発想は、もう時代遅れだと認識することから始めましょう。

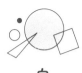

自律神経と生活リズムの深い関係

睡眠が大事だということはおわかりいただけたと思いますが、そもそも、なぜ人は眠るのでしょうか。

その答えはかんたんです。人は太古の昔から、昼は活動的に動いて、夜は休息をとるために眠ることをくり返してきたからです。太陽が昇って明るくなれば目を覚まし、日が沈み暗くなると眠りにつく生き物だからです。

人は、日中は起きて、夜は眠るというサイクルを連綿《れんめん》と続けてきました。

このサイクルは、人の体内時計に刻まれた生活のリズムであり、この根底を覆《くつがえ》すことはできません。

ほんの少し前まで、わたしたちは、日の出とともに起きて、日中は額《ひたい》に汗しながら働き、日が沈むと帰宅して、ほの暗い灯りの下で静かな夜を過ごす生活をしていました。

今では、夜でも明るい光に囲まれて暮らせるようになりました。仕事から帰っても、家のなかは明るい照明がついています。テレビをつければ24時間視聴できます。電気を消した暗闇のなかでも、スマホの明かりは強烈にわたしたちの顔を照らします。残業や家に持ち帰って仕事をするために、強い光を発するパソコンと向き合っている人も少なくありません。

わたしたちの暮らしは大きく変わりましたが、体内時計が刻んできたリズムはそれになかなか合わせてはくれません。

もっと言えば、太陽という強い光の刺激によって刻まれてきた「日中は起きて、夜は眠る」というリズムは、たやすく狂わないようにできているのです。

そんな**長年体にしみついた「生活リズム」と「社会や技術が変化した暮らし」に挟まれて、戸惑っているのが自律神経**です。

古くからずっと守ってきた生活リズムに合わせた睡眠法が理想かもしれませんが、そうはうまくいかないのが現実です。

そもそも、昔のような昼間の肉体的な活動による疲労よりも、現代人は、日中の仕事や対人関係などのストレスによる精神的な疲れのほうが多いと考えられます。

なぜ眠るのか——。

とにかく精神的にせわしない現代社会において、**自律神経のバランスを整えるために眠る**、という考え方を持ってください。

そして、迷走神経を整えるためは「良い睡眠」をしっかりとれるかどうかがカギを握っています。

迷走神経を整える理想的な睡眠の条件

良い睡眠とはなんでしょう。

もちろん、長時間寝れば良いということではありません。睡眠時間が長いことが、死亡率の高さやさまざまな病気を招くことはすでに知られています。

では、何時間眠れば良いのでしょうか。

睡眠時間には個人差が大きく、米・カリフォルニア大学の研究では**「疲労やストレスを解消し、活動エネルギーを回復するために必要な睡眠時間は生まれつき決まっている」**とされています。

つまり、生まれながらにして、短い睡眠時間でも心身に影響が及ばない人もおり、年齢によっても睡眠時間は変わってきます。

ただ、2002年にアメリカで行なわれた約110万人規模の調査「睡眠時間と健康の関係」によると、もっとも死亡率が低かったのは7時間前後（6・5〜7・5時間）。10万人を対象にした名古屋大学の調査でも同じような結果になっています。

つまり、**「7時間前後」を一つの目安にして、今の自分に合った適切な睡眠時間を確保すること**が大切であると言えます。

ただし、時間に神経質になりすぎるとかえって眠れなくなることもあるので気をつけてください。

時間に限らず、しっかり眠れているかどうかを判断する5つの基準があります。

①寝つきにかかる時間
②夜中に目を覚ます回数（そのあと眠れるかどうか）
③予定の時間よりも早く起きていないか（そのあと眠れるかどうか）
④寝起きの体調
⑤日中の眠気

しっかり眠れているかどうか、手っ取り早く判断する方法は、④の「寝起きの体調」をよく確認することです。

朝起きたときに「すっきり感」があることが、良い睡眠がとれているかどうかの大きなポイントです。

また、⑤の「日中の眠気」は、自分の「睡眠力」を振り返ることができます。起きてから4時間後の眠気に加えて、体調もチェックしてみてください。

人は、起きてから4時間後くらいが、きちんと頭がはたらいている時間だとされています。たとえば朝7時に起きる人なら、11時ごろに集中力が切れたり、ドッと疲れを感じていたりする場合は、睡眠がしっかりとれていない可能性があります。

良い睡眠がとれていないのは、日中に「やや優位」になっている交感神経が、夜になっても落ちつくことなく高い状態で維持されているからです。

つまり、本来は夜になると「やや優位」に傾くはずの、迷走神経をはじめとする副交感神経が十分にはたらかないまま、翌朝を迎えているということです。

副交感神経が優位になるはずの夜間に、そのはたらきが行なわれず、そのまま翌日の活動に移るのは、自律神経のバランスをとるための行動としては最悪と言えるでしょう。

「やっぱり睡眠力は大事」と思える健康被害の数々

ここまで、睡眠と自律神経、ひいては迷走神経との関係性について述べてきました。具体的な睡眠の方法を紹介する前に、睡眠力の低下による健康への影響をお伝えしておきます。

睡眠力の低下が、健康に与える悪影響ははかりしれません。

２０２３年、北海道大学大学院・先端生命科学研究院の研究チームが、北海道寿都町在住の35人の睡眠記録を精査し、睡眠不足が腸内環境にどのような影響を及ぼすか調査した結果を報告しました。これによると、睡眠時間が短い人ほど、「α《アルファ》ディフェンシン」という物質の分泌量が減少することがわかりました。この物質が減少すると、腸内環境が大きく乱れることになります。

αディフェンシンはある腸内細菌が食物繊維をエサにして作り出した物質で、**腸内に侵入した病原体を攻撃するはたらき**を持っています。

これは、免疫力を高めてくれる善玉菌にも影響を与えていると言います。

睡眠ホルモンと呼ばれる「メラトニン」という言葉を聞いたことがある人も多いでしょう。このメラトニンは、幸せホルモン「セロトニン」を材料にしてつくられます。セロトニンの約90％が腸で作られていることは第2章でお伝えしました。つまり、腸内環境が悪化すると、メラトニンがうまく作られなくなるのです。

こうして腸内環境が乱れると、さらに睡眠力を下げるという負の連鎖に陥ります。

腸内環境だけでなく、寝不足によって血管も大きなダメージを受けます。

良い睡眠がとれていないと、本来、血管を拡張させる副交感神経が機能せずに、交感神経が優位の状態になることは先にお伝えしました。

血管が収縮して、狭くなった血管を血液が流れるわけですから、流れを良くしようと血圧を押し上げます。これが慢性的な高血圧の原因です。

血圧が高くなると、血管がボロボロになり、血のかたまりである血栓ができやすくなります。その血栓が心臓でつまれば心筋梗塞に、脳にたどり着くと脳梗塞を引き起こします。血圧が高くても自覚症状はありません。高血圧が「サイレントキーラー（沈黙の殺し屋）」と呼ばれるゆえんです。

さらには、糖尿病のリスクも引き上げます。

6時間以下の睡眠時間の人は、6～8時間の人と比べて、28％も糖尿病リスクがあることが世界中の論文をまとめた研究により明らかになっています。

睡眠の変調は、食事や運動などほかの生活習慣を乱し、自律神経のバランスも崩します。均衡が崩れ、さまざまなホルモンの分泌をコントロールする迷走神経が機能しなくなることで、食欲やエネルギーバランスに作用する「レプチン」や「グレリン」などに影響をおよぼします。

食欲をおさえるレプチンの分泌が減り、食欲を高めるグレリンの分泌だけが増えれば、当然、肥満も促進します。

さらに、睡眠不足と肥満が重なれば、血糖値の上昇をおさえるホルモン「インスリン」の効き目が悪くなる。これが糖尿病を発症させる原因の一つです。

睡眠をおろそかにすると、迷走神経の乱れを引き起こす――。その結果、自律神経のバランスが保たれなくなり、知らず知らずのうちに重篤《じゅうとく》な病気を引き起こす「ダメージ」を蓄積しています。

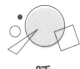

睡眠不足は、脳と心の障害をも引き起こす

さらに、国立精神・神経医療研究センター精神保健研究所が発表した「睡眠不

足による精神面に与える影響についての調査」（13年）でも興味深い結果がみられています。

この実験では、健康な男性に「8時間」と「4時間」で睡眠時間を分けて調べたところ、「4時間」の人には、道徳的行動が低下していたことがわかりました。

つまり、**睡眠が足りないことで、社会的な善悪の判断力などを低下させる可能性がある**ということです。

睡眠不足は、脳のなかでもとくにネガティブな情動刺激に反応する「扁桃体《へんとうたい》」を活性化させてしまいます。「怒りの発生源」とも言われる扁桃体が強くはたらくことで、善悪の判断がつかないような横柄《おうへい》な振るまいをしてしまうかもしれません。

パワハラやカスハラ（カスタマーハラスメント）など、ハラスメントをくり返す不愉快な人は、良い睡眠ができてないことが背景にあるのかもしれません。

また、睡眠不足が、うつ病を引き起こしやすくなることは広く知られています。うつ病患者の約9割に、なんらかの睡眠障害があるとも言われているくらいです。

さらに、しっかり眠れていないと認知症の発症リスクを上げることも指摘されています。

認知症の6割を占めるアルツハイマー型認知症は「アミロイドβ」というたんぱく質の「ゴミ」が原因の一つと考えられています。

脳には脳脊髄液《のうせきずいえき》という液体が流れていて、本来、アミロイドβなどの毒素は洗い流されていきます。そして、驚くべきことに、**睡眠中のその排出速度は、起きているときの2倍以上**と言われています。

ちなみに、脳のゴミを排出するスピードがアップするのは、寝ているときのなかでも **「ノンレム睡眠」** の間です。

ここで「レム睡眠」と「ノンレム睡眠」について少し解説しておきましょう。

レム睡眠とは、浅い眠りで、体は眠っていますが、脳は活発に動いている状態。眼球もキョロキョロ動いているし、夢もみます。

わかりやすく言うと、レム睡眠は、「体の緊張をとるための眠り」です。

一方、ノンレム睡眠は深い眠りのこと。しっかり脳が休んでいる状態で、眼球も動きませんし、夢もみないとされています。

言わば、ノンレム睡眠は「脳を休ませる眠り」です。

睡眠は、レム睡眠とノンレム睡眠を1セット（約90分）にして4～5回くり返していますが、眠りに入ると、まずノンレム睡眠から始まります。

この最初に訪れるノンレム睡眠が、一晩のなかでもっとも眠りが深くなる時間です。その後、ノンレム睡眠とレム睡眠をくり返しながら、徐々に眠りが浅くなり朝を迎えます。

睡眠中は、迷走神経を含む副交感神経が優位になるとお伝えしてきましたが、**正確には、ノンレム睡眠のとき**と考えて良いでしょう。レム睡眠では、血圧や心拍数、呼吸など、大きく変動するほど交感神経もしっかりはたらいています。

迷走神経を整えるためには、寝ついてすぐに突入するいちばん深い眠りを活用したいものです。

迷走神経が整う睡眠に誘う朝の過ごし方

それでは、いったいどのようにすれば、迷走神経が整う睡眠がとれるのでしょうか。

その命運を握るのは、じつは朝の過ごし方です。

一日がスタートする朝は、迷走神経を含めた副交感神経の「お休みモード」から交感神経の「活動モード」に切り替わるタイミングです。この**自律神経の切り替えをスムーズに行なうことが、夕方以降のリラックスモードを作る**カギを握っています。

バタバタと慌《あわ》ただしい朝を過ごしていると切り替えがうまくいかずに、一日中、自律神経のバランスが乱れたままになります。できれば起床時間を一定にして、心に余裕のある朝を過ごせるように心がけましょう。

そして、これから紹介する「よく眠れる朝の習慣」を取り入れてください。

◆太陽の光を浴びる

朝は、体内時計がリズムを再び刻み始めるタイミングですが、この体内時計を動かすのは「光の刺激」です。

目の奥には体内時計のリセットボタンである「視交叉上核《しこうさじょうかく》」があります。太陽の光がわたしたちの目に入ることで、このボタンが押されリセットされます。

また、体内時計がリズムを刻み出すと、脳内に「オレキシン」という神経伝達物質が分泌されます。このオレキシンは、言わば、頭を覚醒《かくせい》させる「サポーター」で、起きている状態を安定化させてくれます。

太陽が出ていない曇《くも》りや雨の日でも「自然の光」には絶大な効果がありますから、**朝起きたらすぐにカーテンを開ける**ことを習慣にしてください。通常の照明の明るさは500～1000ルクスですが、太陽の光は、その10倍。朝日を浴びることがいかに「目覚めの刺激」になるかは一目瞭然《りょうぜん》です。

体内時計がリセットされると、睡眠ホルモンの「メラトニン」の分泌がストップし、不思議なもので14〜16時間後に、再び分泌されるようにタイマーが動き始めます。

◆朝ごはんを食べる

体内時計を動かすのは「光の刺激」のほかに「食の刺激」も深くかかわっています。第2章でおすすめした、コップ1杯の水を一気に飲むことと同じように、朝食で腸を動かすことによって体内時計のリズムの調子を取り戻すことができます。

朝食をとることは、腸を動かして体温を上げ、一日の活動を始めるエネルギーを補給する役割も果たしますが、さらに**体内のあらゆる細胞に存在する「時計遺伝子」を活性化させる**効果もあります。

時計遺伝子は、自律神経のバランス保持と深くかかわりがあり、代謝やホルモンの分泌を促すなどして、わたしたちの健康を維持するさまざまな役割を担って

郵便はがき

料金受取人払郵便

牛込局承認

5044

差出有効期限
令和6年5月
31日まで

162-8790

東京都新宿区揚場町2-18
白宝ビル7F

フォレスト出版株式会社
愛読者カード係

フリガナ お名前	年齢　　　歳 性別（ 男・女 ）
ご住所　〒 ☎　　（　　）　　FAX　　（　　）	
ご職業	役職
ご勤務先または学校名	
Eメールアドレス メールによる新刊案内をお送り致します。ご希望されない場合は空欄のままで結構です。	

フォレスト出版の情報はhttp://www.forestpub.co.jpまで!

フォレスト出版　愛読者カード

ご購読ありがとうございます。今後の出版物の資料とさせていただきますので、下記の設問にお答えください。ご協力をお願い申し上げます。

● ご購入図書名　「　　　　　　　　」

● お買い上げ書店名「　　　　　　　　」書店

● お買い求めの動機は?

1. 著者が好きだから　2. タイトルが気に入って
3. 装丁がよかったから　4. 人にすすめられて
5. 新聞・雑誌の広告で(掲載誌誌名　　　　　　)
6. その他(　　　　　　)

● ご購読されている新聞・雑誌・Webサイトは?

(　　　　　　　　)

● よく利用するSNSは?(複数回答可)

□ Facebook　□ Twitter　□ LINE　□ その他(　　　　)

● お読みになりたい著者、テーマ等を具体的にお聞かせください。

(　　　　　　　　)

● 本書についてのご意見・ご感想をお聞かせください。

● ご意見・ご感想をWebサイト・広告等に掲載させていただいてもよろしいでしょうか?

□ YES　□ NO　□ 匿名であればYES

います。

まとめると、「光の刺激」で脳を目覚めさせたら、「食の刺激」で体内を覚醒させることができれば文句なしです。

これまで朝食を抜いてきた人は、まずは**バナナ1本から食べる習慣**をぜひ始めてください。バナナには、睡眠ホルモンのメラトニンの材料となる、必須アミノ酸の「トリプトファン」や「ビタミンB_6」が多く含まれています。

ちなみに、朝起きるときに、スマホの「スヌーズ機能」を使っている人も多いでしょう。目覚ましを止めても、そのあと一定時間ごとにアラームがなるため、二度寝を予防する効果がありそうです。

しかし、自律神経の視点から考えてみると、少々気になることがあります。最初のアラームで目が覚めて交感神経が高まってきたところで、再びうとうとすることで副交感神経が優位になり、そこで再度、アラーム音で目が覚めて交感神経が高まる……。このくり返しでは、スッキリした目覚めはとうてい期待できません。できれば1回目のアラームで起きてください。

もっとも理想的なのは、やはり**太陽の光で起きること**です。寝る直前、照明を消したあとにカーテンを開けておくか、光を通すレースなどのカーテンだけにしておくことをおすすめします。

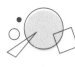

良い睡眠のために注意したい日中の過ごし方

もちろん朝の過ごし方だけでなく、良い睡眠をとるためには、**夕方以降を「眠るための助走段階」ととらえて過ごすこと**も大切なポイントです。

極端なことを言ってしまえば、睡眠を妨げるものは、すべて「排除する」くらいの気持ちが必要です。

ところが、現代社会に生きるわたしたちは、心地よく眠ることに「待った」をかけるものたちに囲まれています。

日中の過ごし方から、良い睡眠を邪魔するものをあげてみましょう。

◆カフェインの摂取

眠気覚ましにコーヒーや紅茶を飲む人は多いですが、夕方以降は控えてください。それらに含まれているカフェインは、想像以上に睡眠に影響を与えています。脳内で眠気を作り出す「アデノシン」という化学物質のはたらきを阻害しますので、良い睡眠がとれないということはご存じでしょう。

カフェインは、小腸で吸収されて血液に運ばれます。血中のカフェイン濃度は30~40分後にもっとも高くなり、2時間半から4時間半で半減します。つまり覚醒作用が4時間以上も及ぶ可能性があるということです。

カフェインを多く含むコーヒーや紅茶、そしてエナジードリンクを飲むなら、午後の早い時間までにするのがベターです。

◆夕方の居眠り

良い睡眠をとるには、「眠るエネルギー」が高まったタイミングで入眠することが求められます。**この眠るエネルギーは「睡眠圧」と呼ばれ、夜に本格的に眠るためには、睡眠圧をしっかりと高めることが大切です。**

アデノシンは日中の活動しているときにどんどん高まっていくもので、睡眠圧を押し上げるはたらきを持っています。そのため、夕方に仮眠をとってしまうと、せっかく高まったこの「圧」を逃すことになってしまいます。

仕事帰りの電車内で、眠気に誘われることもあるでしょうが、「夜の睡眠」を第一に考えて少し我慢してください。

ちなみに、ランチ後に突然襲われる「午後の眠気」は我慢する必要はありません。とれるのであれば、しっかり昼寝の時間をとってください。午後からのパフォーマンスをアップさせます。

ただし、**昼寝は30分以内におさめるように。**寝すぎると睡眠圧を逃して、夜間の睡眠に影響を与えてしまいます。

◆SNSに没頭する

ＳＮＳは、想像以上に自律神経のバランスを大きくかき乱す原因となります。知らない人と気軽につながったり、知り合いの近況を知ることができたりする便利なツールですが、いわゆる、「リア充」をアピールする情報も少なくありません。ＳＮＳが、他人から認められたいという「承認欲求」や必要以上に自分をよく見せたい「自己顕示欲」を満たせるからでしょう。

そんな他人の情報にさらされることで、引け目を感じたり、あるいはコンプレックスを抱いたりしてしまうこともしばしばあるでしょう。すると、たちまち自律神経のバランスは乱れます。

ただし、嫉妬《しっと》したり不安な気持ちになっていることを自分で感じとっているのなら別です。自覚しているということは、客観的に物事を認識しているということですから、人と比べることによって生じる劣等感が大きくなるのを防ぎます。

しかし、感情が揺さぶられていることに気づかずにＳＮＳに没頭しすぎると、強いストレスとなるのは確実です。良い眠りを大きく妨げます。

ＳＮＳは、心が乱れ、快眠を妨げる側面があるということをしっかり覚えておいてください。

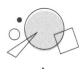

良い睡眠を邪魔する、寝る直前のNG行動

つづいて、寝る直前に控えてほしい行動をあげてみます。

◆寝る直前の食事

良い睡眠をとるためには、**布団に入る3時間前までに食事を済ませておくこと**が重要です。

その理由の一つは、わたしたちが食べた物を腸がしっかり消化吸収してくれるのにかかる時間がおよそ3時間だからです。

もう一つの理由は、食べてすぐに横になると、自律神経が乱れるからです。

食事の最初は、「食べる」という行為による刺激や楽しさで、交感神経が優位になります。その後、消化吸収をサポートする迷走神経を含めた副交感神経がはたらき始めます。

食べてすぐに横になるということは、交感神経が優位な状態で寝るということです。寝ている間も胃が消化活動を行なっているため、脳が興奮してなかなか寝つけなかったり、睡眠力を低下させかねません。

また、腸の機能が低下してしまい、食べ物も消化吸収されずに脂肪として蓄積されてしまいます。「食べてすぐ寝たら太る」とはこのような状態です。

とは言っても、忙しい現代人には、布団に入る3時間前までに食事を済ますことが難しいと思われます。そんなときは**「できるだけ消化の良いもの」「いつもの半分くらいの量」「よく噛んで食べる」**ことを意識してください。

夕食も、良い睡眠に向かうための「助走段階」の一つだと心得ましょう。

◆寝る直前のスマホやパソコン操作

スマホやパソコンのディスプレイの明かり（ブルーライト）は、交感神経を強く刺激します。また、ブルーライトの光は、体内時計を後ろにずらしてしまうので要注意。太陽の光ほど刺激は強くはありませんが、体を覚醒させてしまう力は十分すぎるほどあると言えるでしょう。

さらに、ブルーライトは、**睡眠ホルモン「メラトニン」の分泌をおさえてしまう**やっかいものです。加えて、パソコンでメールを確認したり、スマホでニュースやSNSをチェックしたりするのは、これから休もうとしている脳を活性化させてしまいます。

夜間に届く仕事のメールには、緊急性が高いものが多いと思う人もいますが、実際はそう重要ではありません。メールをチェックしてしまったがゆえに、心が乱され、良い睡眠ができなくなるのであれば、初めから見えないかたちにすることが理想的でしょう。

仕事に限らず、寝床に持ち込んだスマホでニュースをみて、さらにSNSをチェックして……と、大切な睡眠時間が削られていることにも気づかずに、ただただ時間を浪費するのはやめましょう。

スマホやパソコンとは、できれば布団に入る3時間前、少なくとも寝る1時間前には距離を置くようにします。手元にあるとつい触ってしまう人は、スマホを寝室に持ち込まないくらいのつもりでいてください。

交感神経が優位になりっぱなしの現代社会において、自律神経のバランスを整える睡眠の時間と質をしっかり確保することは、社会人の「たしなみ」として身につけておきたいものです。

太陽が沈んだあとは「リラックスモード」という、心と体にしみついたリズムをつねに頭に入れて、睡眠のことだけを意識する習慣を身につけましょう。

お風呂場は迷走神経のパワースポット

睡眠と入浴は、とても相性が良いです。

一日分の興奮をおさえるリラックス効果の高い入浴は、体の汚れだけでなく、ストレスまでも洗い流してくれます。

迷走神経を整えて、良い睡眠を誘うには、入浴の仕方でもちょっとした工夫が必要です。

キーワードは**「深部体温の急降下」**です。

交感神経が優位になっている日中は、脳も体も活動的になります。自動車が走りすぎるとエンジンが熱くなるように、脳と体が活発に動く昼間は、体温が上昇しています。**その体温が下がったときに眠くなります。**

深部体温は、脳や腸など体の内側の体温と考えてください。人は、深部体温が下がることで覚醒度が下がって自然な眠りにつくことができます。

これを一時的に上昇させれば、体は「体温を急激に下げよう」とはたらき始めます。このはたらきを利用しない手はありません。

つまり、**お風呂の湯船で、深部体温を一度上げておき、急な下降線をたどっているタイミングで就寝すれば良いのです。**

湯の温度は、39〜40度くらいのぬるめがベスト。熱いお風呂が好みの人も多い

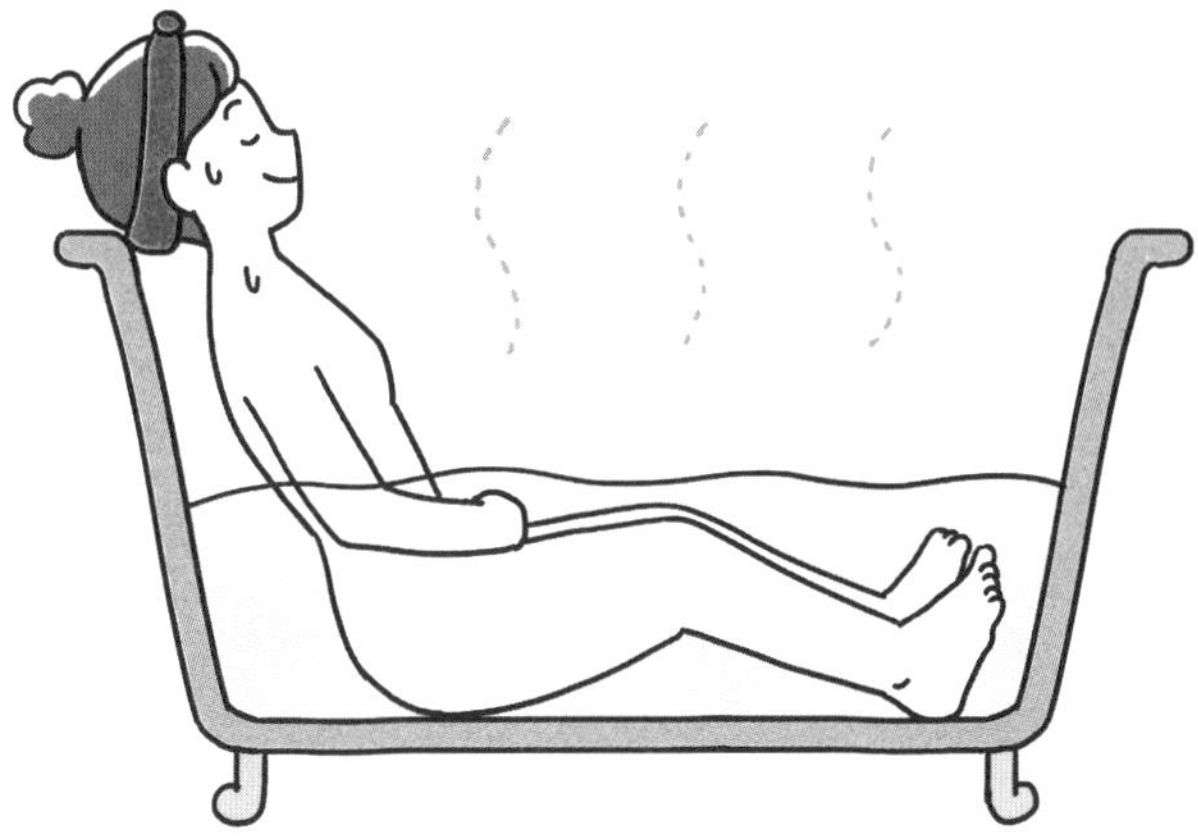

39〜40度のぬるま湯に15分

と思いますが、42度以上の入浴は交感神経を刺激するため、自律神経のバランスが乱れます。

料理をたしなんでいる人なら知っていると思いますが、揚げ物を高温で揚げると、なかまでしっかり火が通っていないことがあります。熱い湯もそれと同じで、体の内側まで十分に温めてくれません。

最初の5分は肩までつかり、残りの10分はみぞおちまでつかる半身浴がおすすめです。 入浴時間は、できれば15分ほどにとどめてください。これ以上は深部体温が上がりすぎてしまい、いつまでも体に熱がこもってしまい、睡眠の妨げになります。

最近では、浴室にスマホを持ち込むための防水ケースがあるようですが、入浴中は「心身のデトックスタイム」。そもそも、迷走神経をかき乱すものは禁物です。

逆に入浴剤は、心も体も大歓迎です。気分に合わせて香りをセレクトします。アロマのバスオイルを使っても良いですし、血行促進を促す炭酸ガスタイプもおすすめしています。一時的に全身の血のめぐりを良くすることで迷走神経も活性化されていきます。

気をつけてほしいのは、お風呂からあがった直後から深部体温はどんどん下がっていくということです。

就寝のタイミングを知らせるサインは、手足がじんわりと熱くなったころ。深部の熱がスーと放出されている証拠です。指先や足先を流れる毛細血管が開き、車のエンジンを冷却するラジエーターのように放熱している状態です。

お風呂は、迷走神経にとってはパワースポットのような場所。自律神経のバランスを整えるもっとも効果的な場所と言えるでしょう。

迷走神経を身近に感じられる唯一の体の部位

入浴による血行促進の効果だけでなく、首をいたわることでも迷走神経は整い、睡眠効果はアップします。

迷走神経は、延髄から首を通り、さまざまな内臓に向かって走っていることは、すでにお伝えしました。**首は迷走神経を外側からの刺激で整えられる場所**でもあります。

首にこりがある場合は、すぐにでも解消しなければなりません。

頭と胴体をつなぐ首には太い血管がありますから、首のこりはたちまち血流を滞らせます。さらに、首こりによって頸椎《けいつい》（首の骨）にある神経の出入口である「椎間孔《ついかんこう》」がつまってしまい、迷走神経のはたらきが低下。睡眠時にしっかりはたらかせておくべき副交感神経がうまく機能しなくなります。

とくに、首こりの原因の一つである「小後頭直筋《しょうこうとうちょくきん》」は、筋肉の奥深くの深層部にあるため、表面から揉んでもなかなかほぐれてはくれません。

ここで、首まわりをほぐすツボをおさえておきましょう。

◎**天柱《てんちゅう》**……後頭部と首の境目、頸椎（首の骨）のすぐ両側にあるツボ。眼精《がんせい》疲労

● 首まわりをほぐすツボ ●

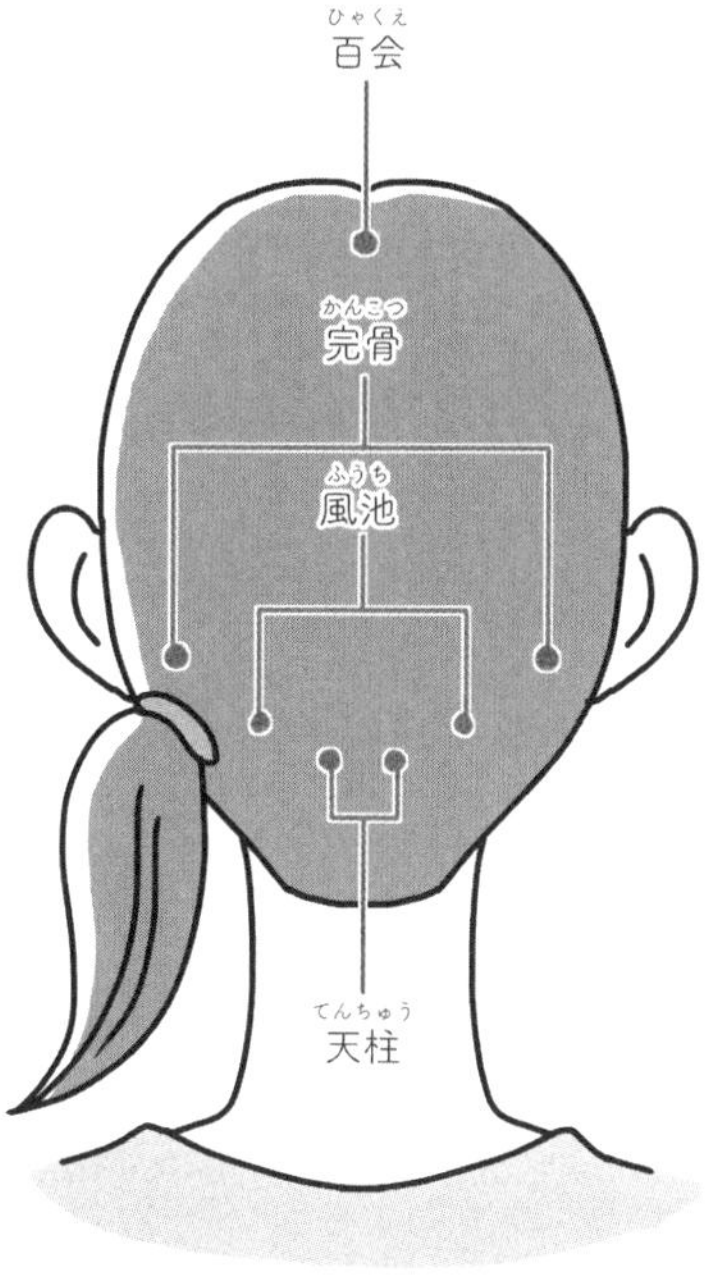

の回復に効果もあり、長時間のデスクワークで目を酷使している人、または「ストレートネック」の改善にも抜群の効果を発揮する。

◎風池《ふうち》……天柱のやや上、親指1本分ほど外側にあるツボ。天柱と同じく眼精疲労の回復、それにともなう首のこりをほぐすことで、目がすっきり開くようになる。背中から腰までのこりも格段にゆるみやすくする。

◎完骨《かんこつ》……耳の後ろ側にある骨のふくらみ（乳様突起《にゅうようとっき》）のさらに後ろのくぼみの下の部分から指1本分上にあるツボ。頭から首にかけての緊張をほぐして血行を良くするはたらきがある。直接迷走神経を刺激できるため、リラックス効果も期待できる。

◎百会《ひゃくえ》……左右の耳の穴を結んだ線と頭のてっぺんが通る線が交わるところにあるツボ。全身の不調に対して効果的と言われ、とくに自律神経の乱れを整える。

ここで紹介したツボを上手に刺激したり、ネックウォーマーやホットタオルで温めたりすることも、首こり解消には効果的です。

とくに夏場は、首筋にクーラーの風が当たることは避けましょう。職場や外出先でも首にストールを巻くなどして、首を冷やさない習慣を身につけるのもおすすめです。

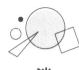

迷走神経がよろこぶ「枕」の使い方

また、自分に合わない「枕」を使っていると、首はどんどん疲弊していきます。たとえば、**朝起きたときに「首や肩に違和感がある人」や「バンザイのポーズをしている人」「いびきをかく人」は要注意。**枕が合っていないのかもしれません。

枕の高さが合っていないと、寝ている間に首や肩に負担がかかり、痛みやこりを招くことがあります。バンザイのポーズは、寝ているときに首から肩の筋肉を緩ませるために無意識に行なっているのです。

また、枕が高すぎると、下あごが沈んで上気道を塞《ふさ》いでしまい、いびきをかきやすくなります。

自分に合った枕を選ぶポイントは、睡眠時に首がリラックスできているかどうか。さらに言えば、**首まわりを走る迷走神経が圧迫されない状態をキープすること**が重要です。

ですから、**肩口からしっかりと首を支えてくれる枕を選ぶようにしてください**。頭だけを枕に置いておく人もいますが、それではむしろ首に負担がかかってしまいます。

枕の高さは、仰向けで寝る場合は少しあごを引いて立ったときの姿勢が寝ていても保たれていること。横向きの場合は顔の中心と背骨が一直線になっているのが理想です。フェイスタオルを使って高さを調整することでも十分な効果が得られます。

迷走神経をより身近に感じられる体の部位が「首」です。首をケアすることによって、睡眠力は格段に向上していき、気持ちの良い朝を迎えることができます。

第5章

迷走神経を整える生活習慣

すぐに行動して、ゆっくり丁寧にこなす

自律神経の乱れによって腸内環境が悪化したり、呼吸が浅くなったり、睡眠力の低下が起こることを解説してきました。

この章では、迷走神経を刺激して整えることで、ガクンと落ち込んでいる副交感神経のはたらきを向上させる生活習慣を紹介していきます。

自律神経のシーソーを頭に思い浮かべながら、ぜひ実践してみてください。

◆すぐに行動する

やるべきことや予定があるのに、ほかのことに時間を費《つい》やしたり、やる気が出なくて先延ばしにする……。そんな「先延ばしマインド」は誰にでも心当たりがあるのではないでしょうか。

2023年、スウェーデンのソフィアヘメット大学などの研究チームが、約3000人の学生の「先延ばしマインド」がどの程度あるかを評価した結果を報告しました。先延ばし傾向が強い人ほど、うつ病、ストレス症状の悪化、睡眠の質や身体活動の低下などがあることがわかりました。

この傾向が強い人は、予定や締め切りに近づくことに必要以上に焦ったり、やる気を出すために自分自身を追い込んだりすることが多いと言います。それが次第にストレスや不安となり、自律神経のバランスを乱してしまいます。

わたしは、仕事でも家でも**「すぐに動く」**ことを意識しています。とくに嫌なことや大変なことは、なおさらです。

たとえば、家で皿洗いをするとします。帰宅直後にシンクに皿が積み上がっているのを見ると、つい後回しにしたくなりますが、すぐにやります。先延ばしにするよりも、真っ先に手をつけたほうがストレスはなく、自律神経のバランスを崩さないことを知っているからです。

人は、動けば動くほどフットワークが軽くなり、動かなければ動かないほど、どんどん身動きがとれなくなります。

◆ゆっくり、丁寧にする

すぐに行動することは重要ですが、注意してほしいのは**「焦り」は禁物**ということ。すぐに行動することと、焦って取り組むことはまったく別物です。せかせかと歩く、早口で話す、すごいスピードでキーボードを叩く。これらは無意識に行なわれている反射のようなものに過ぎません。

それは、交感神経が過剰に高ぶっている証し。一見、テキパキと見えるかもしれませんが、たんにイライラしたり不安に陥ったりして「動きが速く、雑になっている」だけです。

リラックス状態を作る迷走神経にとって「動きが速く、雑になっている」ものほど「不得手」なものはありません。**極端なくらい「ゆっくり、丁寧にする」ことで迷走神経は整っていく**と認識してください。

たとえば、作業しているときに横やりが入って別の仕事を頼まれると、集中が削《そ》がれてイライラするでしょう。そんな精神状態で仕事をしてもミスを連発するだけです。一度、席を離れて、ゆっくり歩いてトイレに行きましょう。

そして、手を洗うときには「ゆっくり、丁寧に」を意識してください。しっかりと石鹸で手を洗い、十分に水気を落としてから、ハンカチで拭く。そのハンカチもきちんとたたみ直してからバッグにしまう。

そんな「ゆっくり、丁寧にする」を意識するだけで迷走神経は整います。せわしく手を洗った場合と比べると、時間がかかるかもしれません。しかし、時間の差よりも効果の差は歴然です。迷走神経が整うことで、そのあとの仕事のミスは確実に減ります。

動作を少しスピードダウンするのは、そんなに難しいことではありません。今、自分が何をしているのか、一つ一つ確認することで実現できます。

もちろん動くときだけでなく、話をするときも、さらに言えば、焦ったときにこそ「ゆっくり、丁寧に」を思い起こしてください。

◆毎日1カ所、片づける

ゆっくり、丁寧な動きをするための準備とも言えるのが、身の回りの整理整頓《せいとん》、つまり「片づけ」です。

ネガティブな感情に襲われたら、身の回りのスペースを片づけてみると、思いのほか気持ちがスッキリすることがあります。

皿洗いの話に戻りますが、2014年に米・フロリダ州立大学の研究チームが、気持ちを込めて皿洗いをすることがストレス解消に効果があることを報告しています。目的意識があれば、幸福感や満足感が得られるということです。

汚れているところがきれいになる。散らかっているものが整理される。いらないものを処分する――。

心が晴れ晴れするだけでなく、「片づける」という行為にも、迷走神経を整える効き目があります。

ただし、時間をかけすぎたり、ムキになってあちらこちらに手をつけたりするのはNG。かえって交感神経が過剰に刺激されます。

一日15～30分以内にできる小さなことでかまいません。たとえば、ポーチやカバンのなか、机の引き出し、キッチンの戸棚、クローゼット、靴箱など、その日、片づけたいところを一つ決めて、無理なく行なうようにしてください。

片づけているときは、自然と呼吸が深くなります。さらに、ごちゃごちゃしたものが整理されることで心地よい環境に整えば、迷走神経のはたらきは向上します。

疲れたときこそ手と体を動かす

◆疲れたら体を動かす

疲れたら休むのはごく当たり前のこと。しかし、それができないのが現代社会に生きるわたしたちです。

まずはいったん、「疲れ」のもとをたどってみましょう。デスクワーク中心で頭を使って仕事をし、その上、人間関係にストレスを感じている。このような「疲れ」は頭脳労働による「精神的疲労」のケースが多いものです。

心は疲れているのに、肉体的にはさほど疲れていない精神的疲労は、長い時間、机に向かっていることで筋肉が硬直して、おもに静脈の血液がとどまる「うっ滞」が起こります。血流が悪化して、老廃物《ろうはいぶつ》が運び出せなくなっていることで、脳が肉体の「疲れ」として感じています。

疲労困憊《こんぱい》のオフィスワーカーに運動不足が多いのは、精神的疲労と肉体的疲労をはき違えている可能性がとても大きいと言えます。

肉体的と精神的な「疲れ」の不釣り合いを整えるためには、体を動かすことがポイントになってきます。

長時間、パソコンと向き合っていて「疲れ」を感じたときは、頭のなかで何も考えずに黙々《もくもく》と階段を上り下りする。会議が続いて「だるい」と感じたらトイレに行ってストレッチする。ストレスを感じているなと思ったらとにかく歩く。通勤中の駅ではエスカレーターを使わない――。

このような「体を動かす」積み重ねが、心と体、ひいては自律神経のバランスを整えてくれます。

そして、体を動かすことで気分が変わるだけでなく、うっ滞していた血液が流れ、老廃物も処理され、酸素や栄養が体のすみずみに行き渡っていくでしょう。

◆手のひらを大きく開く

血流が良くなると言えば、ツボ押しを思い浮かべる人も多いかもしれません。第4章で首まわりのツボを紹介しましたが、ここでは「手のツボ」についてお伝えします。

緊張したときに、手のひらに「人」という字を書いて飲み込むしぐさをする「おまじない」がありますが、自律神経の観点から言えば、かなり効果のある手法です。

手は心身の縮図です。緊張したとき、わたしたちは無意識のうちに、何かをつかんだり、手をギュッと握ったりします。しかし、これは良くありません。手を握ると、交感神経のはたらきがより高まり、さらに緊張が強くなってしまうからです。

一方で「人」という字を書くときは、手のひらを大きく開きます。その結果、迷走神経をはじめとする副交感神経のはたらきが高まり、緊張がときほぐれます。

東洋医学では、人の体には「気」という生命エネルギーが流れていると考えられています。「気」の出入口にあるのが「ツボ」で、そこを押したり揉んだりする方法が、古くから病気の予防として使われてきました。

手には、自律神経を刺激するツボが多数あります。

代表的な手のツボを紹介します。

◎合谷《ごうこく》……手の甲の親指と人さし指のつけ根にあるツボ。、腸のはたらきを良くする。

◎労宮《ろうきゅう》……手のひらのくぼんだところにあるツボ。食欲不振や吐き気をおさえる。

◎手心《しゅしん》……手を握ったときに中指が当たるところにあるツボ。血行促進、血圧の

● 自律神経を刺激するツボ ●

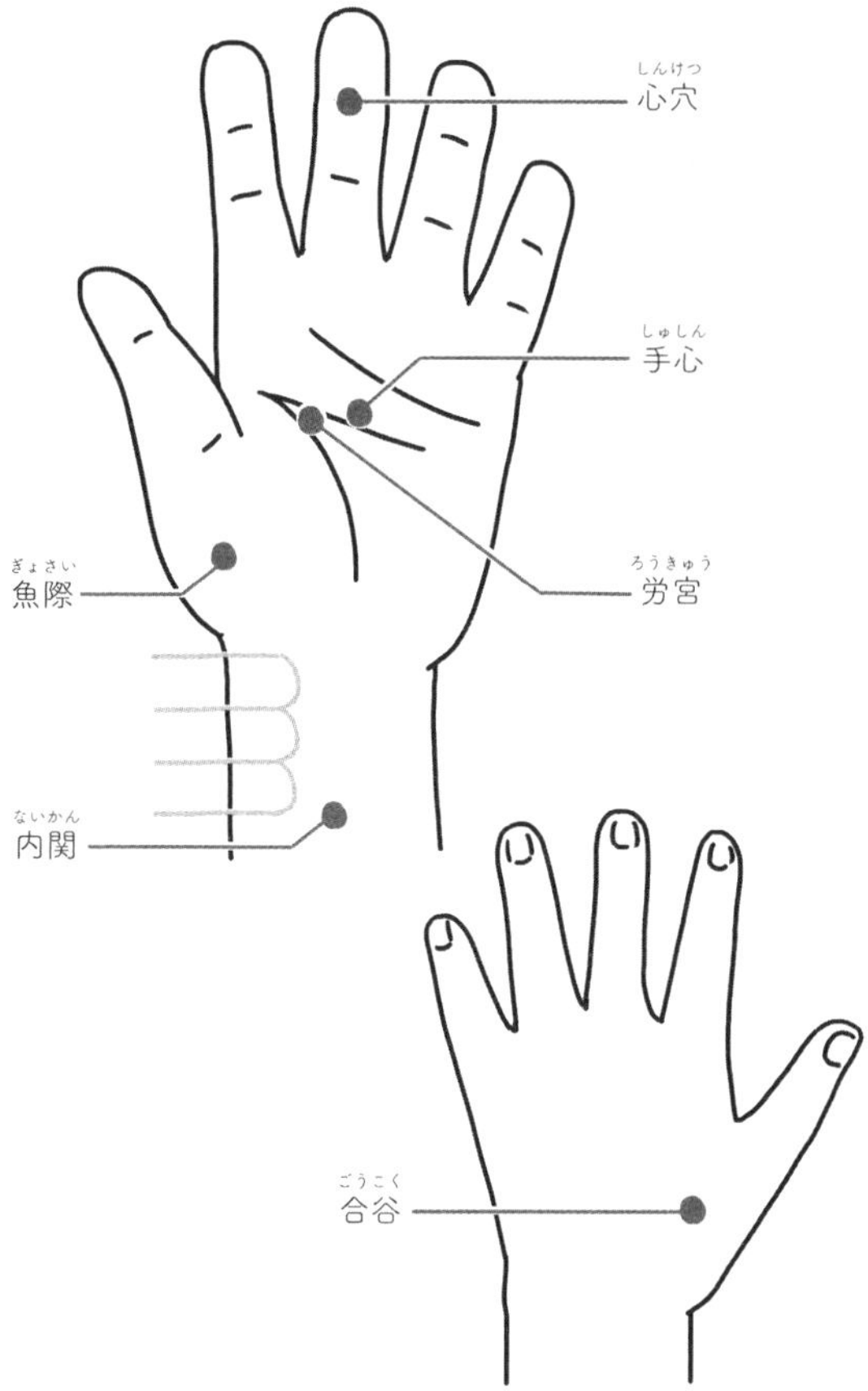

上昇をおさえる。

◎**魚際**《ぎょさい》……親指のつけ根の盛り上がったところにあるツボ。風邪の症状やのどの痛みをおさえる。

◎**内関**《ないかん》……手首の内側の横じわから、ひじ寄りに指3本分のところにあるツボ。ストレスを和らげる効果がある。

◎**心穴**《しんけつ》……中指の指先側の関節中央にあるツボ。腸のはたらきを良くして、消化・吸収力を高める。

手のひらを大きく広げ、これらのツボを刺激することで迷走神経が整います。

このように言うと、「キーボードを打つときに、手を広げているけど……」と言う声が聞こえてきそうですが、キーボードを打ち込むときの手のはたらきは、言わば「反射」。意識して手を動かしているときとは格段に効果は違います。

現代社会では、手をかたく握りしめて日々を過ごしている人が多くいます。

時間をとって、**5本の指が大きく反り返るぐらい、手のひらを広げる習慣を持つ**

と良いでしょう。

迷走神経を整える正しい体の使い方

◆つねに姿勢を正す

疲れを感じたときこそ体を動かすことが重要とお伝えしましたが、その体の使い方にもポイントがあります。これも、姿勢と迷走神経が深く関係しているからです。

延髄から体のいたるところに枝分かれしている迷走神経は、言うなれば「情報の道」。姿勢が悪くなると、その道を走る「情報」がスムーズに流れなくなることは第3章でもお伝えしました。

ゆったりとした深い呼吸をすることで自律神経のバランスが整うように、姿勢を良くすることでも、脳や心にはたらきかけることが可能です。

気分が落ち込んでいると背中が丸くなり、気分が晴れれば背筋は伸びます。

これは、言ってみれば、**「背中が丸いと気分は落ち込むし、背筋が伸びれば気分は晴れる」**と同じです。

しかし、スマホやパソコン、長時間のデスクワーク、ストレスの多い現代社会に生きるわたしたちは、つねに「戦闘態勢」をとって猫背になっています。もっと言えば「姿勢が悪くなる」ことが当たり前の社会で生きていると思っていたほうが良さそうです。

だからこそ、**つねに乱れた姿勢を整える意識を持つこと**が重要です。

ここで、正しい姿勢の確認ポイントを紹介します。

《立っているときのチェックポイント》

◎首から頭頂部（頭のてっぺん）のラインが、地面から垂直の直線上に伸びるようにして立つ

◎横から見て、耳、肩、骨盤、くるぶしが一直線上にある

◎足の5本の指に力が入っている
◎かかとにしっかりと重心がのっている

イメージとしては、**天井から糸で吊《つ》り下げられているような感じで、頭をできるだけ上に伸ばすこと**です。腰が前に出すぎたり、後ろにそりすぎたりしていないように気をつけてください。

《座っているときのチェックポイント》

◎あごを引く
◎腰の下部分を椅子の座る面と垂直に立てて、お尻を背もたれの下部につける
◎お尻の穴が真下に向いている
◎両足が床についている

座った姿勢では、**頭はまっすぐ上にして、できるだけ首を長くして座る**ようにしてください。

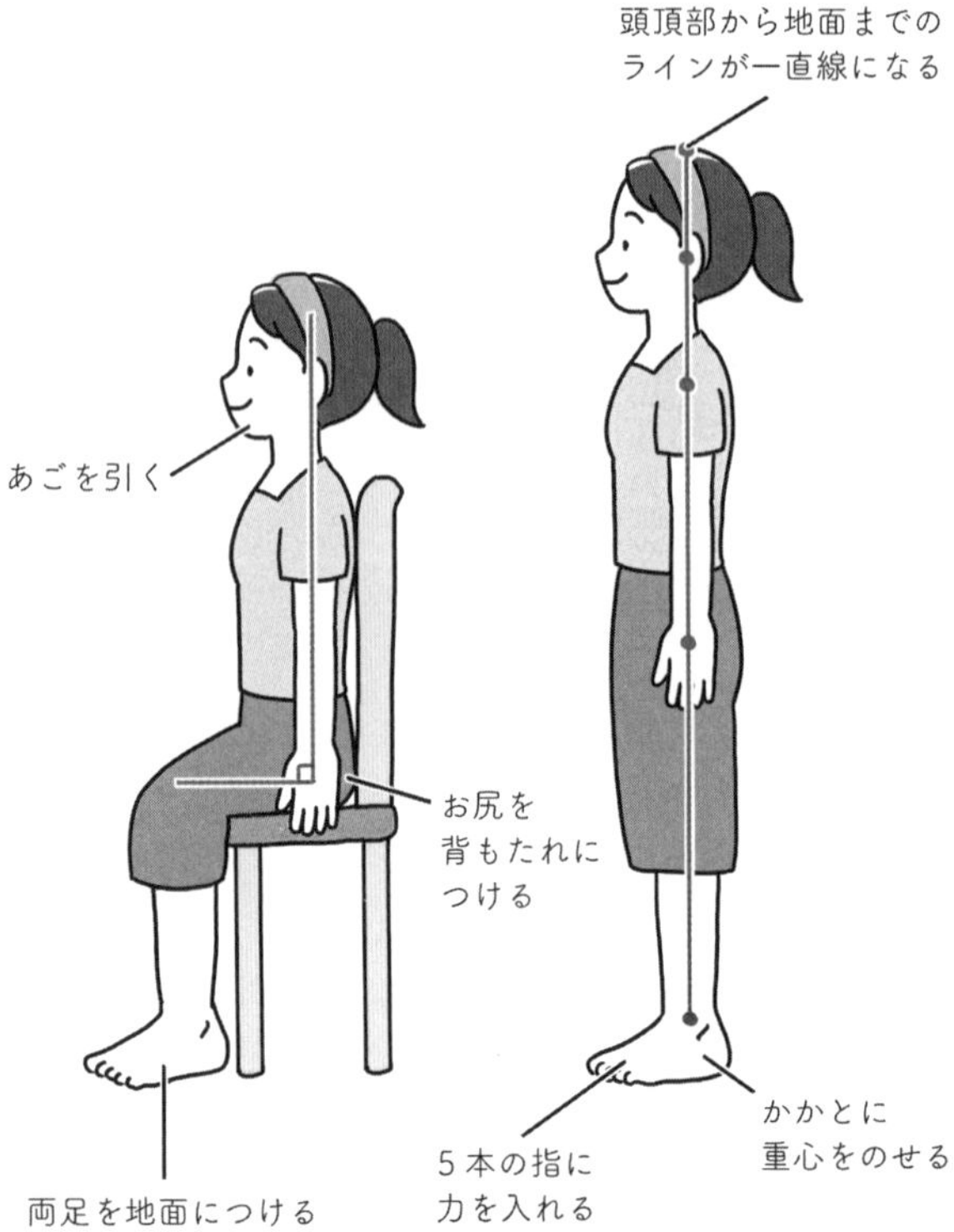
頭頂部から地面までの
ラインが一直線になる
あごを引く
お尻を
背もたれに
つける
かかとに
重心をのせる
5本の指に
力を入れる
両足を地面につける

このように正しい姿勢をとることで、情報の道である迷走神経が活性化されていきます。一日に何回か、自分の姿勢を気にかける習慣を持ちましょう。

◆正しい姿勢で歩く

正しい立ち方、正しい座り方とくれば、もちろん正しい歩き方もあります。迷走神経のはたらきを高めるためには、3つのポイントを心がけると良いでしょう。

①一定のリズムで歩く

迷走神経は、規則正しいリズムを好みます。スピードはいりません。ゆっくりと深い呼吸を意識しながら「1・2、1・2」と数えながらテンポ良く歩くと、それまで高まりすぎていた交感神経を落ちつかせ、リラックスできます。

②視線を上げて歩く

背筋を伸ばして肩の力を抜いて歩くことが基本ですが、視線を上げることも忘れないでください。うつむいていると、首の「外頸動脈《がいけいどうみゃく》」と「内頸動脈《ないけいどうみゃく》」が枝分かれしたところにある、迷走神経のスイッチになる受容器が圧迫されて、血流が滞ってしまいます。

「歩きスマホ」は危険極まりないばかりか、自律神経のバランスを乱してみずからの健康を害しているとも言えます。

③五感を意識して歩く

街の風景や季節のうつろいだけでなく、光や風、音や匂いなどに意識を向けることも迷走神経を整える効果があります。

人も自然の一部。自然を感じることがもっともリラックスできます。

光の状態は強いのか、それとも弱いのか。風は頬《ほお》をなでる程度か、草木の葉を揺らすぐらいか。その風にのって甘い花の香りが運ばれてきていないか、虫の音は聞こえてこないか——。

五感を刺激することでさらに迷走神経を活性化させることができます。

ちなみに、ウォーキングでは、歩数や時間を気にする人がいますが、最近の研究では、一日30分歩くのと朝昼晩で3回に分けて10分ずつ歩くのは、ともに効果があることが明らかになっています。通勤時に少しの間歩くだけでも十分に効果があるということです。

「塵《ちり》も積もれば山となる」の発想で、気軽に試してみましょう。

五感を刺激して心を癒す

◆空を見上げる

歩きながら五感への刺激を意識するときに、ぜひ優先して試してほしいことがあります。

それは、**空を見上げること**です。

今もしも、屋内にいるのであれば天井でもかまいません。外にいるときのように空を見上げてみてください。

真上を見上げるときは、おでこは天に向かって、あごを少し突き出しましょう。気管（気道）が開くため、肺にたっぷり空気が入り、自然に深い呼吸ができることが実感できます。

呼吸の重要性は何度も触れてきたとおりですが、**「空を仰《あお》ぐ」**というアクション一つで酸素は十分に取り込めます。

くわえて、あごの下の筋肉もしっかり伸びていることが感じられるでしょう。

迷走神経は、あごの筋肉の奥にも走っています。またそのまわりには、副交感神経に属して迷走神経と似たはたらきをする「舌咽神経」も枝分かれしています。

空を見上げると、これら心身をゆったりさせる効果がある神経が刺激されるというわけです。とくに、何かにつまづいたり、自分を見失いそうになったりしたときに、空を見上げるのは効果的です。

目線を正面に向けた姿勢で目が認識できるのは周囲3メートルほど。空を見上げることで視野が広がれば、気分が晴れて、自分が抱いている悩みの小ささに気づくこともあります。

「青空がきれいだ」「あの雲の形はおもしろいな」「夕焼けが美しい」と心が揺さぶられたら最高の状態です。迷走神経のはたらきは確実に高まっています。

さらに「ま、いいか」と口に出してみれば、心はもっと軽くなります。

◆香りをかぐ

リラックスしている状態にはたらきが高まるのが迷走神経の特徴です。

では、リラックスしているかどうかを、わたしたちはどう感じとっているのでしょうか。

それが五感です。視覚や聴覚、嗅覚《きゅう》、触覚、味覚などを使って情報を集め、「今は安心だ」と認識してはじめて、迷走神経のはたらきが活性化します。

五感のなかでもっとも即効性があり効果が高いのが、じつは、香りや匂いをかぐ「嗅覚」です。

視覚や聴覚が受けた情報は、脳のなかをいろいろ回って中枢に伝わりますが、嗅覚は、匂いを感じた嗅覚神経から脳の視床下部《ししょうかぶ》や大脳皮質《だいのうひしつ》にダイレクトに伝わります。ちなみに、**視床下部は自律神経の「調整役」**です。

好きな香りを楽しむことで自律神経のバランスが整うことは、わたしの実験でも証明されています。全身に張りめぐらされた毛細血管の血流が格段に良くなります。

香りの力は、迷走神経のはたらきを高める最強アイテム。日常生活に取り入れない手はありません。

わたしも、仕事場に気に入った香りを何種類か置いています。アクシデントが起こってイライラしそうになったとき、気分を変えたいとき、体がだるいと感じたとき、自分の好きな香水やコロンをさっとひとふりします。

アロマオイルを焚《た》くのもおすすめです。

ストレスを軽減させる香りとして「ゼラニウム」「ローズ」、眠気を誘う「ラベンダー」「オレンジスイート」などが有名でしょう。

また、スギやヒノキなどに含まれる香り成分「セドロール」は、交感神経の興奮をしずめるという報告もあります。

香りの好みは、人それぞれ。そのときの状態で変わることもあります。「心地よい」「癒される」と感じる香りを選ぶのがポイントです。

◆口角を上げてほほえむ

「表情がこわばる」のは、緊張状態のときやストレスを感じているときです。「しかめ面」「表情がかたい」「顔色が悪い」など、顔の表情には脳と体の緊張の度合が集約されて出てきます。眉間にしわが寄ったり、奥歯をくいしばったりする「表情がこわばる」状態は、まちがいなく自律神経のバランスが乱れています。

このバランスを整えるために、迷走神経を高める必要があるのですが、かんたんにできる動作は**「笑う」**ことです。

大笑いする必要はありません。少しほほえむだけで効果が得られます。

口角をしっかり上げてほほえむと、表情筋の動きが、脳のなかでも自律神経のバランスの「調整役」である視床下部に刺激を与えて、副交感神経のはたらきを高めてくれます。

いろいろな表情で自律神経の状態を計測・比較したところ、**心からの笑顔はもちろんのこと、つくり笑いでも、口角を上げれば迷走神経をはじめとした副交感神経が上がることを確認しています。**

さらに「笑い」は、幸せホルモン「セロトニン」の分泌を促し、気持ちを明るくして心の負担を軽減させます。

無理に笑わなくても、つくり笑顔でもかまいません。

出勤前や職場のトイレの鏡、パソコンのディスプレイが暗くなった瞬間など、つねに表情をチェックして、真顔になっていたら口角を上げる習慣をつけましょう。

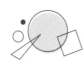

ガムや水を使って迷走神経を整える方法

◆よく噛む

噛む力を鍛えることが、迷走神経や舌咽神経などの副交感神経のはたらきを高めてくれることや、よく噛むことで、幸せホルモン「セロトニン」の分泌が増えることもわかっています。

しっかり噛む習慣は、消化・吸収をサポートするだけでなく、脳内で「ヒスタミン」という物質が分泌されて満腹中枢を刺激し、過食を防ぎます。また、よく噛むことで唾液量が増え、抗ウイルス・抗細菌成分の「IgA抗体」も増加。感染症の予防効果も期待できます。

噛む力は、ストレスとも深くかかわっています。

2023年、静岡県立大学の研究チームが、噛む力が強いと心理的ストレスにも強くなることを報告しました。80人の若い女性になんらかの強いストレスを与えて調べてみたところ、咀嚼《そしゃく》力の高い人ほど、ストレスを感じにくかったというのです。

ガムを噛むことで、深い睡眠や瞑想《めいそう》のときにみられる脳の「アルファ波」が増加することは、わたしたちの研究でも明らかになっています。

この研究では、脳の血流が良くなり、運動調節を担う「小脳」や人間らしさや運動を司る「前頭葉」で、1〜4割も血流が増加したことが認められました。

メジャーリーガーが、ガムをよく噛んでいるのは、脳を活性化させて平常心を保つためというわけです。

いつもの食事でも、**早食いはやめて「よく噛む」ことに集中**。心を落ちつかせたいときは、ガムの助けを借りましょう。

◆こまめに水を飲む

わたしたちは、季節に関係なく唾液や汗や尿、呼吸や代謝などにより、一日およそ2リットルの水を排出しています。そのままだと脱水状態になってしまいますから、排出した分、新鮮な水を補給する必要があります。

朝、目覚めたときに「コップ1杯の水」を飲むことをおすすめしてきましたが、もちろん朝だけでなく、**毎日1・5〜2リットルの水をこまめに飲むことが自律**

神経のバランスを整える秘訣です。

たとえば、理不尽なことにイライラしたとき、緊張したとき、気持ちがせわしないとき、ひと口の水を飲むことでも心がほっと落ちつくことがあります。

なぜ、水を飲むことで気持ちが安らぐのでしょうか。

水に含まれる「マグネシウム」の鎮静《ちんせい》作用もかかわりがあるでしょう。それとともに、水を飲むことで「胃結腸《いけっちょう》反射」が行なわれることも関係しています。つまり、飲んだ水が胃を刺激することで、腸のぜん動運動のスイッチが入ります。そして、腸の運動に合わせて迷走神経が活性化します。こうして心の安定が保たれるというわけです。

水は軟水、硬水、ぬるま湯、冷水など、好みのものでかまいません。血行促進や満腹感が得られる炭酸水もおすすめです。

朝、昼、夜の食事の前にコップ1杯、さらに集中したいとき、リフレッシュしたいとき、焦りそうになったときにも水を飲むのは効果的です。

「のどの渇きをうるおす」ためだけではなく、迷走神経を整えるためにも、こまめに水分をとりましょう。

最高の心の安寧とリラックス状態をつくる方法

◆やわらかいもので耳を掃除する

わたしのデスクの目が届くところには、つねに**「耳かき」**があります。

診察を始める前や大事な会議に向かうとき、耳かきについている梵天《ぼんてん》（白いフワフワの部分）を耳の穴に入れて軽く一回転させます。

ミスが許されない、あるいは重要な決断をするような場面を前にすると、交感神経のはたらきがぐーんと高くなります。それ自体は悪いことではありませんが、パフォーマンスを高めるためには精神的な余裕も不可欠です。

いわゆる「緊張の糸を1本だけ残す」精神状態にするためには、副交感神経のはたらきも交感神経に合わせて高めておく必要があります。

「外耳道《がいじどう》（耳の穴）」には迷走神経が走っています。

耳かきの梵天で、迷走神経にほどほどの刺激を与えて自律神経のシーソーのレベルを上げつつ、均衡《きんこう》を保つようにするのが狙いです。

普段、お風呂上りに綿棒で耳を掃除すると、心地よさを感じているはずです。これは、安息やリラックスの状態を作る迷走神経が刺激されているからです。

◆愛情ホルモンの分泌をうながす

迷走神経と関係が深く、ストレスから脳を守ったり、乱れた自律神経のバランスを整えたりすると注目されているのが、愛情ホルモンと呼ばれる**「オキシトシン」**です。

オキシトシンは、幸福感と安らぎにみちたときに、脳の「下垂体《かすいたい》」から放出される物質です。

最初は、母親が赤ちゃんを産むときに子宮を収縮させる、あるいは母乳を分泌するときだけに放出されると考えられていましたが、研究が進んで若い女性や男性でも、オキシトシンを分泌することがわかってきました。

愛情ホルモンの分泌が増えるのは、男女間、家族、友人、ペッドなどとのスキンシップや、笑い合ったり会話したりするとき。マッサージを受けることでも、オキシトシンの分泌は増えます。興味深いのは、マッサージを施《ほどこ》す人にも分泌が増加することです。

友人とのおしゃべり、お気に入りの音楽を聞いたり映画を観たり、お風呂にゆっくりつかるなど、自分にとって安らぎを感じられる時間や場所があれば、オキシトシンの大量分泌が期待できるでしょう。

◆「お先にどうぞ」と「ありがとう」を言う

「お先にどうぞ」（After you）は、わたしがイギリスに留学していたころに、いろいろなシーンで人々が口にしていた言葉で、**自律神経を整える魔法の言葉**だと思っています。

たとえば、エレベータに乗るときでも「お先にどうぞ」と言った瞬間に、言ったほうも言われたほうも、とても良い気持ちになるものです。

相手を思いやったり、感謝の思いに心を向けているときは、自然と呼吸が深く安定していきます。これが**「心の余裕」を生んでいる状態**です。

こうした言葉は、発した人だけでなく、言われた人の迷走神経も整えてくれます。くり返しになりますが、人との関わりのなかで、感謝をしたり、手助けをしたりすると、オキシトシンが分泌されます。幸福感がアップすることで迷走神経が整うという良いサイクルを生み出しましょう。

寝る前に「今日も一日ありがとうございました」と心のなかで感謝の気持ちを唱《とな》えるだけでも、おだやかな気分になり、深い「休息モード」に入ることができます。

第6章

迷走するストレスとの付き合い方

過剰なストレスで「防御システム」が失われる？

自律神経の研究をして30年以上経ちますが、自律神経のバランスを保つシーソーで、交感神経側に大きく傾ける「ストレス」ほど、わずらわしいものはありません。

ストレスは、まさに人間に与えられた「不幸の種」です。

その一方で、**ストレスは「幸せの種」でもある、**とも考えています。

ストレスを生み出すのは自分自身です。**ストレスと向き合うことは、どのように生きて、どのように人とかかわっていくのか、**ということ。人生における大切なものを教えてくれている気がして、ストレスに感謝したくなる気持ちもあるくらいです。

そもそも、ストレスは一生をかけてもなくなりません。この世から、ストレスが消えてしまうことはありえません。

太古の昔から、人は心と体にふりかかる負荷と対峙してきました。

その証しとして、人にはストレスに対抗するための「防御システム」が生まれたときから備わっています。

それが「ストレスホルモン」です。

ストレスを感じると、交感神経のはたらきがぐーんと跳ね上がるのと同時に、副腎皮質《ふくじんひしつ》という腎臓の上部にある親指ほどの小さな臓器から「コルチゾール」というホルモンが分泌されます。

コルチゾールは、普段は代謝や免疫にかかわり、体がほどほど良く動くように調整していますが、ストレスを受けた緊急事態においては、まずほかの臓器に「敵（ストレス）が来たぞ」とシグナルを送ります。そして、体をストレスのダメージから守ります。

たとえば、交感神経が過剰にはたらくと、血管が傷つきやすくなることは第4章でお伝えしましたが、そのダメージを最小限におさえてくれるのはコルチゾールの役目です。

緊急事態が過ぎ去るとコルチゾールの分泌量は減り、交感神経の活性化もおさまります。

このように、人は昔から、コルチゾールのパワーを借りながらストレスと向き合ってきました。

ところが、ストレス過多の現代社会。次々と緊急事態が起これればコルチゾールも必要以上にはたらかなくてはならなくなります。

本来、心と体を守るはずの「ストレスホルモン」が過剰に、しかも長期間にわたって分泌されると、免疫や代謝のバランスが崩れてしまいます。さらに、息をつく暇もなくふりかかるストレスに、副腎皮質も疲弊し、やがてコルチゾールが分泌されなくなります。

こうして、ストレスと対峙する「防衛システム」を失ってしまうのです。

人によって異なるストレス耐性

「自分はストレスフリーだから」と言う人がいます。

良い意味でストレスに鈍感《どんかん》であれば、それにこしたことはありません。

しかし、心と体が悲鳴を上げる寸前であることに気づかず、なんとか気力で乗り切ろうとしていたり、病気になるまでがんばりすぎていると危険です。「防御システム」が機能しなくなってしまいます。

ストレスは、人によって、さらには状況によって、どのように感じるかが変わります。

ストレス耐性には、以下のようなタイプがあります。

◎タイプA……周囲を気にせず自分本位で突っ走れるタイプ

◎タイプB……あまり周囲の目は気にしないが、大事なポイントでは自分をおさえ、まわりに合わせるタイプ
◎タイプC……基本的にはまわりの目を気にするが、大事なポイントでは自分の思うとおりに行動するタイプ
◎タイプD……つねにまわりを気にして、協調するタイプ

「タイプD」の人は、自分を主張することがストレスになり、「タイプA」の人は、自分を主張しないことに苦痛を感じます。「タイプB」「タイプC」の人は、どこで自分を主張し、どこでおさえるか、慎重に考えることが大事になります。

もっと言うと、**ストレスに「強い人」と「弱い人」の差はほぼないと思ったほうが良いでしょう。**あえて言うなら、ストレスに向き合う経験値の差。問題が起こったときの考え方や対処の仕方の差のほうが大きいのです。

とりわけ、ストレスが多い現代社会を過ごすには、迷走神経を意識した対処法が求められます。ここからは、わたしの経験から培《つちか》った「迷走的なストレスとの

付き合い方」を紹介します。

自律神経に責任を転嫁する

ストレスの9割は、人間関係にあると言われています。

相性の良くない同僚、パワハラ体質の上司がいると、職場自体がストレスになります。「ノルマが厳《きび》しい」「仕事がつまらない」など仕事がストレスになっている悩みもよく耳にします。恋人や友人とケンカをして、心のなかでくすぶってしまったり、ＳＮＳの情報にイライラする人もいるでしょう。

このように、ストレスを与える原因をつきつめていくと、そのほとんどが人間関係にたどり着きます。

これから一匹オオカミになって「人とつながらないで生きていく」覚悟があるなら別ですが、現代社会では不可能でしょう。

人間関係がスムーズにいけば、ほとんどのストレスを受け流せるかもしれません。ただ、相手がいることなので、自分だけでは解決できないのがネックです。

そこで、アドバイスです。もしも対人関係でストレスを抱えたら、**相手の「自律神経が乱れているんだ」**という発想を持ってみてください。

たとえば、相性の良くない同僚とは、「この人は迷走神経がうまくはたらいていないのね」と思いながら今までどおりに接します。

パワハラ体質の上司に対しても、「この人は交感神経が上がりすぎているわ」とイメージしながら向き合う。友人や恋人とケンカしたときも、「自律神経のバランスが保たれていないな」と考えてみる。

このように、人間関係のトラブルはなんでも**「自律神経に責任を押しつける」**ようにしてみましょう。今までのようなネガティブな感情が芽生えないで済みそうだとは思いませんか。

ストレスの背景には何があるのか？

自律神経が乱れる原因は、大まかに5つに集約されます。

①体調が悪い
②余裕がない（時間、経済的になど）
③自信がない
④想定外のアクシデントがあった（事故や天災、人間関係のトラブルなど）
⑤環境が悪い（悪天候、騒音、混雑など）

ストレスを与えてくる人の背景に、これらの原因が潜んでいると思えば、さらに肩の力が抜けてくるでしょう。

たとえば、駅で知らない人がぶつかってきて謝りもせずに行ってしまった……。「怒り」がわき起こりストレスを感じます。当然のことでしょう。

ぶつかってきた相手は何も感じていないのに、ぶつかられたほうはストレスによって自律神経のバランスが乱れてしまう。しかも、その影響は3～4時間くらい長引きます。

これではストレスの「受け損」だと思いませんか。

相手の理不尽に対して怒りの感情を持つのは当たり前のことですが、ストレスを感じてしまうと、自分だけが不利益をこうむるわけです。

そんなときに、

「あの人（ぶつかってきた人）はきっと自律神経が乱れていて余裕がないんだ」と思えば、怒りの感情がストレスにつながることを防ぐことができます。

また、自分自身も振り返ってみてください。逆に、自分の行動が相手のストレスの原因になっているかもしれません。

でも大丈夫。自律神経のシーソーをつねに意識して、ここまでお伝えしてきた迷走神経を整える方法を実践していれば、相手の自律神経も乱さないような接し方ができます。

やりきれないほどのストレスを感じたときの対処法

くり返しになりますが、ストレスを抱えていると、交感神経が過剰にはたらき「戦闘モード」になります。体が前のめりになり、猫背になって戦う準備の体勢になっているように、心も身構えています。

心と体も攻撃に備えている状態では、やはり冷静な判断はできません。

たとえば、「苦手なタイプの新しい仕事」を頼まれたとします。

身構えていると、「嫌だな」という感情が先立つでしょう。ストレスが生まれる瞬間です。人の脳は「苦手」というキーワードにストレスを感じ、そのストレスは負の連鎖を招きます。

「嫌だな」という感情は、「だから後回しにしよう」という気持ちにさせます。第5章でもお伝えしたように、嫌なことを後回しにすればするほど負荷がかかります。自分で問題のハードルを上げて、ストレスを肥大化、重荷にしているのと同じです。

ストレスを感じたときこそ、背筋を伸ばして視野を広くしてみましょう。

「苦手なタイプの新しい仕事」に向き合うときも、**「苦手」というワードではなく、「新しい」という言葉に魅力を感じる**こともあるかもしれません。

実際、「嫌だな」「苦手だな」と思うようなことでも、やってみたら「そうでもなかった」と思うことは多くあるものです。難しいと感じるレベルでも、少しずつクリアしていくプロセスのなかで、やりがいやよろこびを感じることも少なくありません。

ストレスに直面したとき、「嫌だな」というネガティブな感情を抱くと交感神経が一気に刺激されます。じつは、交感神経が過剰に傾くと「心の視野」を狭くさせ、主観的にしか考えられなくなるという問題も引き起こします。

第3章でもお伝えしたように、背筋を伸ばして姿勢を正せば、呼吸も深くなり、迷走神経が活性化されていきます。副交感神経が優位になると、客観的な思考ができるようになります。

ストレスを感じたときでも、自分を俯瞰《ふかん》してみることができれば、ポジティブな感情が芽生え、「ま、いいか」と思えたり、「やるだけやってみるか」と気持ちが変化するものです。

強いストレスを和らげるかんたんな方法

とは言っても、わたしも一瞬のミスも許されない手術をする前は、ストレスが重くのしかかります。医師である以上、その重圧からは逃れられません。

先ほどの俯瞰してとらえるということにも通じますが、わたしは、自分に強い不安を与えるストレスは、逃げずに直視しなくてはならないと考えています。

強いストレスにさいなまれたら、「嫌だな」と目をそむけないで紙に書き出します。次に、そのストレスから生じるリスクや心と体に与える影響を**「小」「中」「大」「特大」**にランク付けします。

不思議なことに、その時点で、あれほど心にのしかかっていたストレスが解消されていることがあります。これは、問題を整理してランク付けすることで、「この先どうなってしまうんだろう」というモヤモヤした不安な気持ちがなくなるからです。

人は、ストレスによって起こるハプニングの大小よりも、それによって引き起こされる先の見えない「モヤモヤした不安」の大きさによって、ストレスや恐怖を増大させてしまう生き物です。

ふりかかっているストレスを丁寧に一つずつ書き出してリストを作っていくと、最初に「特大」とランク付けしたものでも、「たいしたことないかも」と思えてくるものです。

ストレスを10個ほど書き終えるころには、「なんで、自分はこんなことで嫌な気持ちになっていたのか」と不思議に感じるくらい。ばかばかしいとさえ思えてくるものばかりです。

また、ストレスのなかでも、自分の力ではどうにもならないこと、今は考えても必要のないこともわかってきます。今、どうにかできないものは頭を抱えて悩むことはありません。

このように、ストレスと真っ向から向き合うことで「自分にとって何が大切か」「自分はこれから何をしていきたいのか」に気づくことができます。

ポイントは、**リスト化するときにパソコンやスマホに打ち込まずに、手書きすること**。できるだけ、ゆっくり、丁寧に書き出すことで、交感神経が落ちつき、迷走神経がよろこんではたらいてくれます。

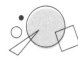

自分が自分の感情をコントロールするコーチになる

ストレスから解放されたいとき、感情をコントロールしたいとき、なんらかのアドバイスが功を奏することがあります。

そんな助言や勧告《かんこく》は、なにも人からのものである必要はありません。ストレスを感じたときに、「自分が自分のコーチになる」。自分のなかに客観的な視点を持つもう一人の自分がいるつもりで、感情をコントロールするように意識してみてください。

スポーツ界では、優《すぐ》れた選手には必ず、優れたコーチがついているものです。コーチとしての大切な役目は以下のとおりです。

◎今の状態を的確に把握する

自分が今どういう状態で、この先の仕事や人生をどう歩んでいくのかという全体像をつねに把握しておくこと。ピンチに陥ったときに、良い選択ができるようにしておきます。

◎万全の準備をする

あらゆる事態を想定して準備する。そのためには、最大のピンチの状態も考えておくことが重要です。最悪の事態を頭に入れて、プランを練っておきます。

◎動き出すタイミングをはかる

自分の体調や心理状態に気を配り、いつもベストコンディションで動けるようにマネジメントします。

◎結果が出なくても、立ち直らせる

最善を尽くしても良い結果が出ないことはあります。しかし、落ち込んでいる

場合ではありません。流れを悪いままにしないで、励ましながらもできることから改善していきます。

ストレスに飲み込まれそうな「ピンチ」のとき、冷静になることが大切です。「自分が自分のコーチになる」ことによって、自分自身を客観的にとらえることができ、平常心が保たれます。こうしてコーチの視点を持つことができると、心が迷走して自分を見失うことがなくなります。

がんばらないで、いさぎよく「あきらめる」という選択肢

自分が自分のコーチになるときに注意してほしいことがあります。それは、熱血指導になりすぎてはいけないということです。

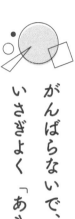

がんばることが美徳とされる日本人には、ストレスを抱えながらも「なんとかがんばろう」と言う人が多くいます。一見、ポジティブな感情のように思えますが、そのがんばりがさらなるストレスを招いてしまうこともあるため、おすすめはできません。

たとえば、ブラック企業の劣悪な環境のなかで「がんばり」続けていたらどうなるでしょうか。あるいは職場や学校などのいじめ、パワハラ、セクハラ、家庭でのDVに耐えていたりすることも……。

こういうときは、がんばるときではありません。

さっさと見切りをつけて、逃げて、あきらめてしまうのです。

「あきらめる」という言葉も、正義感の強い日本人では、物事を途中で投げ出す「ギブアップ」と思って毛嫌いする人もいます。

しかし、**「あきらめる」は「諦める」ではなく、「明らめる」**。問題を明らかにするということです。

つまり、自分が抱えているストレスの本質や原因だけでなく、本当に自分のためになる負荷なのか、健康を損なってしまうものではないか、人生の糧《かて》になるか――などを「明らめる」ことなのです。

2021年に発表された興味深い研究報告があります。筑波大学の研究チームが、クイズを解くのを「あきらめる」ときの脳波リズムを分析したところ、「シータ波」という脳波が増えることがわかりました。

脳では、1000億個の神経細胞が電気信号で情報を伝え合っています。このときに発する微弱な電気が脳波であり、心や体の状態によって脳波の周波数が異なります。

リラックスしているときに出ている「アルファ波」、緊張しているときに出ている「ベータ波」は耳にしたことがあるでしょう。

シータ波は、浅い睡眠や座禅をしているときなどの、リラックスしたまどろみの状態に出てくる脳波です。じつは、このシータ波が迷走神経を整えてくれることもわかっています。

がんばらないで、あきらめる

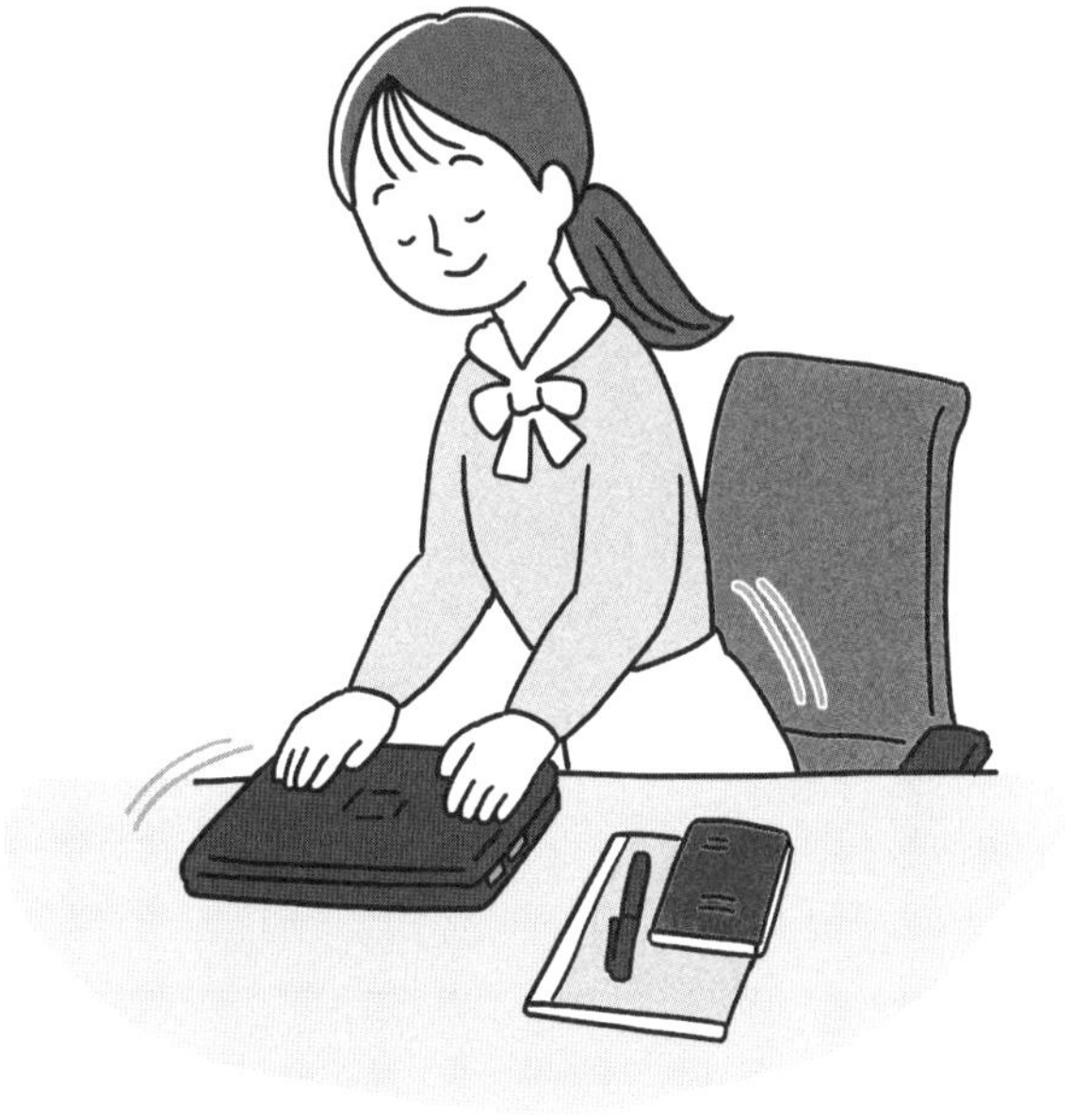

仕事でもプライベートでも、強いストレスを感じたら、がんばらないでいさぎよく「明らめ」ましょう。

適度なストレスは、なぜ必要なのか？

忙しく働いていた人が定年退職で仕事から離れたとたん、みるみる元気をなくし引きこもってしまった、という話はよく聞きます。これは仕事による、ひいては対人関係によるストレスが急激に減ったため、自律神経のバランスが崩れたことが原因と考えて良いでしょう。

人はつねに成長するようにできています。「私は成長したくない」とあがいても、知らず知らずのうちに成長してしまう生き物です。

ただし、成長にはスパイスが必要。それが、ストレスの刺激というわけです。

ストレスの概念を提唱した生理学者のハンス・セリエ博士は、

「ストレスは人生のスパイス」

という言葉を残しました。

適度なストレスは人間として成長するエンジンになります。

本章の冒頭で、ストレスは「不幸の種」にもなるし、「幸せの種」にもなるとお伝えしました。最後にその種明かしをします。

「幸せの種」とは、ストレスを「モチベーションに変換する」ということです。

たとえば、「新しい仕事」を頼まれることは、ストレスではありますが、経験を積めば積むほど自分の成長につながると考えると、前進への意欲に結びつきます。

ここまでお伝えしてきた方法で、ストレスと上手に付き合えば「幸せの種」を増やすことができます。とは言え、「不幸な種」であるストレスも絶対になくなることはありません。

しかし、そのバランスがたいへんに重要だと、わたしは思います。

自律神経は、交感神経か副交感神経のどちらかが「やや優位」という微妙なバランスを保つことがポイントでした。腸内環境も、「善玉菌」は「悪玉菌」よりも「少し割合が多い」というはっきりと優劣つけがたい状態が良いこともお伝えしました。

ストレスも同じです。「不幸の種」よりも、「幸せの種」のほうが、わずかばかりでも多ければ良いのです。

ただ、そこにはどうしても経験が必要です。その経験を積んでいく上で、もっとも大切なのは、**「自分を好きになる」**こと。

ストレスに押しつぶされそうになってあたふたする自分も、プレッシャーに負けそうになってしまう自分も、ありのままを受け入れて、自分を好きになってください。

そのとき、あなたの迷走神経は最高のパフォーマンスを発揮してくれるでしょう。

おわりに

迷走神経という聞き慣れない神経が、わたしたちの心と体の安寧を保つ手助けをしてくれていること。そのことが、この時代にいかに必要とされているかがわかっていただけたでしょうか。

心と体をリラックスさせる迷走神経を意識した生活とは、ひとことで言えば「肩の力を抜いて生きる」ということです。

自律神経は、人の心をコントロールします。

たとえば、交感神経が優位になっているときは「主観的」になり、自分だけの視点や価値観で物事を考えます。一方、副交感神経が優位になると「客観的」になります。自分だけの考えや立場にとらわれずに、広い視野で思考することができます。生きていく上ではどちらも大切な考え方です。

ところが自律神経の乱れにより、視野が狭くなったり、他人や社会に合わせて自分を見失ったりしている人が増えているように思います。

そんなときは、本書でお伝えしてきたことをよく思い出してください。わたしたちは、意識すれば自律神経をある程度、コントロールできます。

視野が狭いと自覚したら、深い呼吸をする。

自分を見失いかけたら、腸の状態を把握する。

ストレスを感じたときこそ、休息をとって肩の力を抜く。

迷走神経がよろこぶ生活をしてみてください。

これから歩んでいく人生には、自律神経を不安定にさせたり、心を乱したりする落とし穴がたくさん仕掛けられています。落とし穴を上手に回避するのはもちろん、たとえ落ちてもすぐに這《は》い上がるためにも、本書を参考にしてもらえたらと思います。

最後までお読みいただき、本当にありがとうございました。

小林弘幸

2023年9月

【著者プロフィール】
小林弘幸
1960年埼玉県生まれ。1987年順天堂大学医学部卒業。1992年同大学大学院医学研究科を修了し、ロンドン大学付属英国王立小児病院外科、トリニティ大学付属医学研究センター、アイルランド国立小児病院外科での勤務を経て、順天堂大学小児外科講師・助教授を歴任する。自律神経研究の第一人者として、プロスポーツ選手、アーティスト、文化人へのコンディショニング、パフォーマンス向上指導に関わる。順天堂大学に日本初の便秘外来を開設した「腸のスペシャリスト」でもあり、みそをはじめとした腸内環境を整える食材の紹介や、自律神経と腸を整えるストレッチの考案など、様々な形で健康な心と体の作り方を提案している。
『医者が考案した「長生きみそ汁」』『結局、自律神経がすべて解決してくれる』(以上、アスコム)『整える習慣』(日経ビジネス人文庫) などの著書のほか、メディア出演も多数。

自律神経のなかで最も大切な
迷走神経の整え方

2023年9月21日　初版発行

著　者　小林弘幸
発行者　太田　宏
発行所　フォレスト出版株式会社
〒162-0824 東京都新宿区揚場町2-18　白宝ビル7F
電話　03-5229-5750（営業）
03-5229-5757（編集）
URL　http://www.forestpub.co.jp

印刷・製本　日経印刷株式会社

ISBN978-4-86680-240-4　Printed in Japan